ZIGONG SHULUANGUAN
CHAOSHENG ZAOYING
ZHENDUAN TUPU

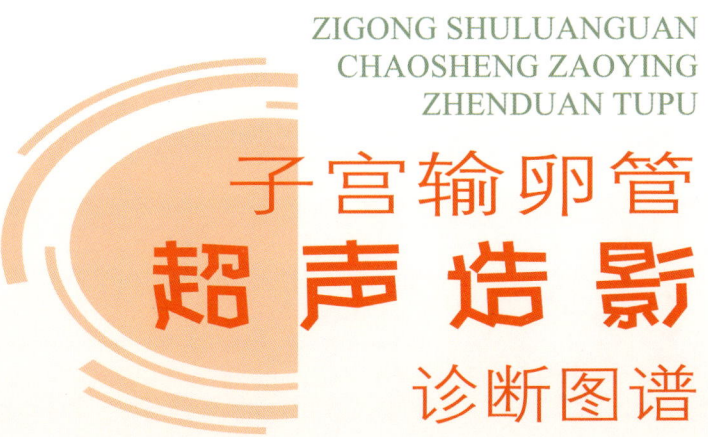

子宫输卵管
超声造影
诊断图谱

主　编　温艳婷　王　仲

四川科学技术出版社

图书在版编目（CIP）数据

　　子宫输卵管超声造影诊断图谱 / 温艳婷, 王仲主编.
—成都：四川科学技术出版社, 2021.4
　　ISBN 978-7-5727-0106-1

　　Ⅰ.①子… Ⅱ.①温… ②王… Ⅲ.①子宫输卵管造
影–超声波诊断–图谱 Ⅳ.①R816.91-64

　　中国版本图书馆CIP数据核字(2021)第065993号

子宫输卵管超声造影诊断图谱

主　　编　温艳婷　王　仲

出 品 人　程佳月
责任编辑　李迎军
封面设计　李　晓
责任出版　欧晓春
出版发行　四川科学技术出版社
　　　　　　成都市槐树街2号　邮政编码 610031
　　　　　　官方微博：http://e.weibo.com/sckjcbs
　　　　　　官方微信公众号：sckjcbs
　　　　　　传真：028-87734039
成品尺寸　146mm×210mm
印　　张　2.75　字数 70 千
印　　刷　四川华龙印务有限公司
版　　次　2021 年 4 月第 1 版
印　　次　2021 年 4 月第 1 次印刷
定　　价　68.00元

ISBN 978-7-5727-0106-1

邮购：四川省成都市槐树街2号　邮政编码：610031
电话：028-87734035
■ 版权所有　翻印必究 ■

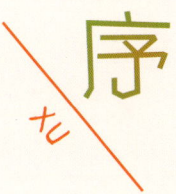

序
XU

　　三维超声成像分为静态三维成像和动态实时三维成像。三维成像是基于一系列的二维超声图像，对三维数据库的多方位切割，以及多切面显示与分析，以静态或动态的形式按心动周期的先后顺序放映。通过使用图像分辨率调节、灰阶域值调节及纹路处理等技术，提高三维重建图像的质量和增强立体感。体数据重建是三维超声成像系统的关键技术，对提高重建图像质量有着重要的作用。随着三维重建算法的不断改进，目前超声设备的三维重建功能可以较好显示脏器的立体空间结构，并通过超声设备的魔术剪、高分辨仿真模式、容积对比成像等工具来处理容积数据，获得最佳的子宫输卵管三维图像。

　　本书作者通过多年临床实践经验，总结了数百例子宫输卵管超声造影病例，以图谱的形式呈现，详细地阐述了该项技术的操作流程，并结合病理图片生动地展示了子宫输卵管超声造影的典型病例。本书将为广大从事不孕不育生殖和超声的从业人员提供实际有效的指导和帮助。

　　我远在大洋彼岸，值此书出版之际，祝本书作者再接再厉，更上一层楼。

蒋华北

2021 年 3 月 6 日于南佛罗里达州

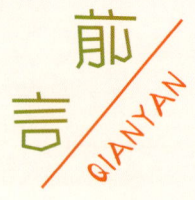

前言 QIANYAN

　　成功、安全、快速受孕是每一位准妈妈的美好愿望，但是，由于受孕过程复杂，造成不孕和反复流产的原因众多，比如子宫先天性畸形、宫腔占位、输卵管不通等。如果孕检时采用传统超声检查手段就很难精准诊断。随着超声造影技术的快速发展，经阴道实时三维子宫输卵管超声造影成为近年来的一种新兴技术被大力推广，该技术无创、可重复检查、准确性高且经济实惠，相对于传统造影方式更加安全有效，对人体伤害小。而目前采用的新型微泡造影剂，在人体内代谢时间短，次月即可正常受孕，在女性不孕症的诊断和辅助生育技术中也起到了重要作用。

　　本书由超声科妇产专业组医生经过多年的临床实践，对数百例超声造影病例的追踪随访，上千张原始图像的细致分析，经典案例的经验总结，同时参考国内外大量文献资料，以及《不孕症"一站式"子宫输卵管超声造影技术专家共识》《妇科超声造影临床应用指南》编写而成。

　　我们的努力是为了使每位患者都能感受同质化的超声检查服务，也为广大医疗同行提供最真实、实用的学习用书，特别适合基层医院的医生阅读参考。最后感谢妇产科、病理科、营养科多位老师的参与，为我们提供宝贵的术中图片资料及病理图片资料。书中定有不足之处，恳请广大同道们批评指正。

温艳婷

2021 年 3 月 8 日

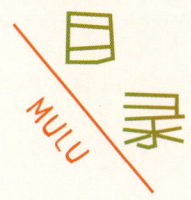

目录 MULU

第一章
子宫输卵管超声造影检查方法

第一节　子宫输卵管超声造影发展简史

子宫输卵管造影主要的检查方法包括：X 线子宫输卵管造影（hysterosalpingography，HSG），腹腔镜直视下输卵管通液，子宫输卵管超声造影（hysterosalpingo-contrast sonography，HyCosy）。1984 年，Richman 等首先将葡萄糖注入子宫输卵管内，用超声观察输卵管通畅性，开创了子宫输卵管超声造影的先河。

二维子宫输卵管超声造影（two-dimensional hysterosalpingo-contrast sonography，2D-HyCosy），即将子宫输卵管超声造影联合二维超声进行妇科疾病的诊断。但 2D-HyCosy 具有一定局限性：不能在同一平面观察整条弯曲走行的输卵管；不能获得子宫的冠状切面，从而不能获得子宫与输卵管整体的超声声像图。

三维子宫输卵管超声造影（three-dimensional hystero-salpingo-contrast sonography，3D-HyCosy）是一种三维重建的超声成像技术，它是指通过向宫腔注入声学造影剂后，使原本闭合的宫腔和输卵管显示，实时观察造影剂通过宫腔、输卵管时的流动情况及盆腔后的弥散情况，并可进行三维重建成像，立体且全面地观察子宫、输卵管、卵巢及盆腔病变情况。

第二节　检查的适应证及禁忌证

一、临床应用范围

输卵管通畅性检验、先天性子宫畸形、宫腔占位性病变及宫腔粘连、盆腔病变。

二、适应证

1. 输卵管妊娠保守治疗后的通畅性评估。

2. 不孕症中人工授精前输卵管通畅性评估。

3. 输卵管绝育术、再通术、成形术后和其他非手术治疗后的效果评估。

4. 经阴道超声检查疑似有宫腔病变者，如子宫黏膜下肌瘤、息肉或粘连等。

5. 对碘过敏的患者。

三、禁忌证

1. 阴道炎（白带清洁度Ⅲ度）。

2. 盆腔活动性的结核。

3. 宫腔或者宫颈内有恶性的病变者。

4. 全身性或心、肺、血管等器官重大疾病（如高血压、甲状腺功能亢进症等）。

5. 有超声造影剂过敏史。

 ## 第三节　检查前的准备及注意事项

一、检查时间

一般选择在月经干净后 3~7 天（尽量选择单层子宫内膜厚度在 2.5~4.0 mm）对患者进行输卵管超声检查。梁娜等通过对 HyCosy 子宫肌层逆流原因分析认为，若要降低逆流的发生率，最好在月经干净 5 天后或子宫内膜厚度 ≥ 6 mm 时进行输卵管超声造影检查。

二、术前准备

该月经周期避免性生活，检查前排空膀胱。

三、术前检查

血常规；阴道分泌物检查，清洁度Ⅰ~Ⅱ度；凝血功能；血 HCG 检查；心电图。

四、术前解痉药的使用

在检查前 30 分钟肌内注射 0.5 mg 阿托品，以减轻输卵管痉挛及受检者的疼痛症状。

参考文献

[1] Richman T S, Viscomi G N, Decherney A, et al. Fallopian tubal patency assessed by ultrasound following fluid injection. Work in progress [J]. Radiology, 1984, 152（2）: 507–510.

[2] Eran Horowitz, Raoul Orvieto, David Rabinerson，et al. Hysteroscopy combined with hysterosalpingo contrast sonography（HyCosy）: a new modality for comprehensive evaluation of the female pelvic organs [J]. Gynecol Endocrinol, 2006, 22（4）: 225–229.

[3] Chiara Lanzani, Valeria Savasi, Francesco P G Leone, et al. Two-dimensional HyCosy with contrast tuned imaging technology and a second-generation contrast media for the assessment of tubal patency in an infertility program [J]. Fertil Steril, 2009, 92（3）: 1158–1161.

[4] Sanja Kupesic,Branko M Plavsic. 2D and 3D hysterosalpingo-contrast-sonography in the assessment of uterine cavity and tubal patency [J]. Eur J Obstet Gynecol Reprod Biol, 2007, 133（1）: 64–69.

[5] 梁娜，吴青青，李菁华，等.经阴道实时三维子宫输卵管超声造影逆流的原因分析 [J].中华超声影像学杂志, 2015, 24（9）: 797–799.

[6] 不孕症"一站式"超声检查体系多中心研究专家团队.不孕症"一站式"子宫输卵管超声造影技术专家共识 [J].中华医学超声杂志（电子版）, 2020, 17（2）: 108–114.

[7] 中国医师协会超声医师分会妇产学组.妇科超声造影临床应用指南 [J].中华医学超声杂志（电子版）, 2015, 12（2）: 94–98.

（张静　王仲　温艳婷）

第二章

输卵管的解剖

输卵管位于子宫两侧，全长 8~14 cm，为细长、弯曲的肌性管道，内侧与宫角相连，外端呈伞状开口于盆腔，紧邻卵巢，因该段无腹膜覆盖，呈游离状（图 2-1-1）。输卵管管壁由浆膜层、环状平滑肌层和黏膜层构成，由内向外管壁肌层逐渐变薄，管腔逐渐扩大，黏膜皱襞逐渐丰富，纤毛细胞逐渐增多，纤毛运动朝向宫腔，有助于运输卵子，另外浆膜层、肌层收缩可协助拾卵、运输受精卵、阻止经血逆流、防止感染。

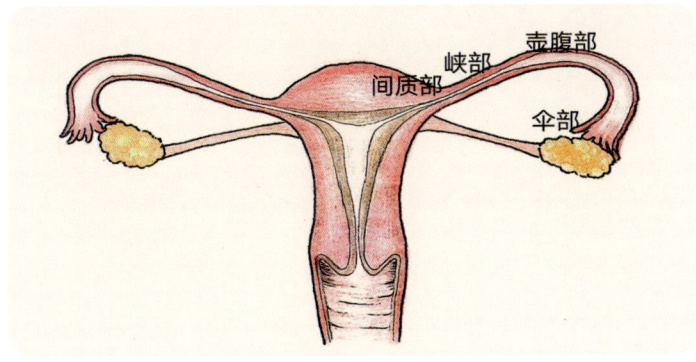

图 2-1-1　子宫及双侧输卵管解剖示意图（佟晓茜　手绘）

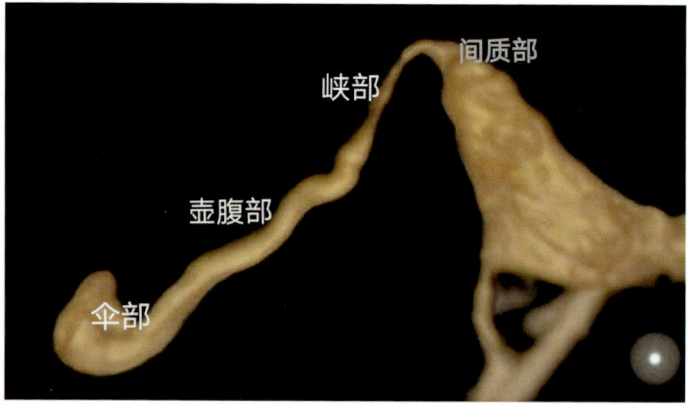

图 2-1-2　子宫及右侧输卵管超声造影图

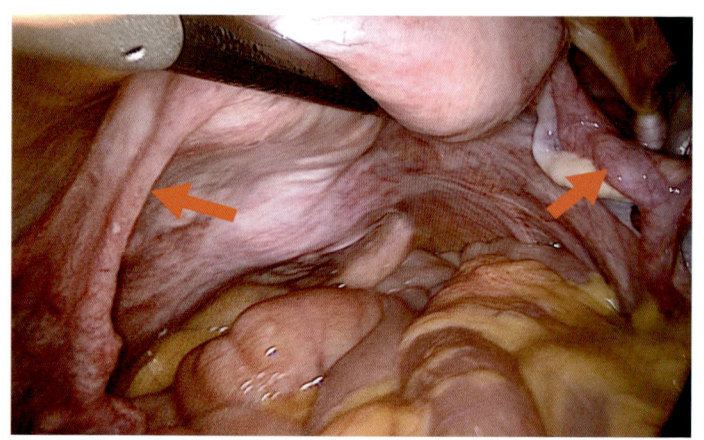

图 2-1-3　双侧输卵管解剖图（红色箭头）

输卵管由内向外分为四部分（图 2-1-2 至图 2-1-5）：

一、间质部

穿入子宫肌壁内，管腔最窄的一段，长约 1 cm，内径 0.5~1.0 mm。

二、峡部

此处肌层较厚，管腔较窄，走行较直，长 2~3 cm；内径 0.9~2.0 mm，是精子储存、获能及顶体反应的场所。

三、壶腹部

管腔宽大，走行弯曲，长 5~8 cm，内径 1~10 mm，内有丰富皱襞，是卵子受精的场所。

四、伞部

长 1~1.5 cm，开口于盆腔，肌纤维稀少，黏膜皱襞丰富，末端有许多指状突起，便于拾卵。

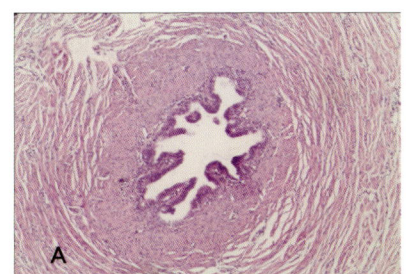
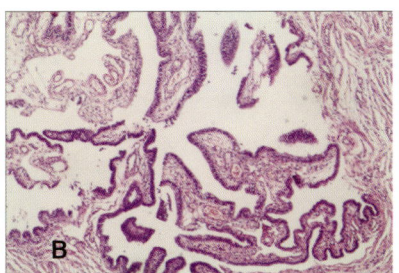
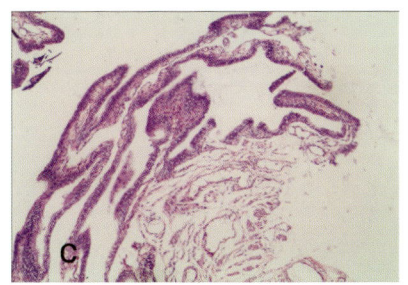

图 2-1-4　输卵管各部分病理图

注：HE 染色，A—峡部镜下 40×；B—壶腹部镜下 100×；C—伞部镜下 100×。

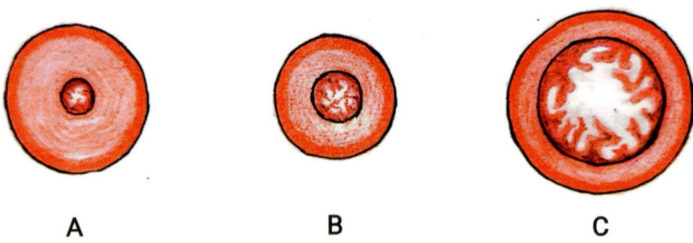

图 2-1-5　输卵管各部分横断面示意图（佟晓茜　手绘）

注：A—间质部；B—峡部；C—壶腹部。

参考文献

［1］谢幸，孔北华，段涛．妇产科学［M］.9 版.北京：人民卫生出版社，2018.

［2］罗丽兰.输卵管的解剖和功能［J］.中国实用妇科与产科杂志，2000，16（4）：213-214.

（佟晓茜　杨帆　张莉　王仲　温艳婷）

第三章
子宫输卵管超声造影检查步骤及仪器调节

第一节 术前准备

一、宫腔置管

患者取截石位，常规消毒铺巾，窥阴器暴露宫颈外口；观察并消毒外阴、阴道及宫颈。建议选择头端有 2 个侧孔、顶端距离水囊位置较短的活塞乳胶或硅胶造影管，管径粗细以 F10~12 号为宜，送入至宫腔中份，球囊内注入生理盐水 1.5~2 ml，水囊位置在宫腔的 1/3~1/2 处最佳（图 3-1-1）。

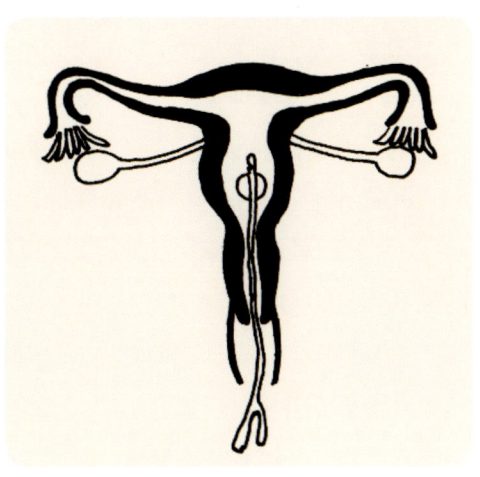

图 3-1-1　宫腔置管示意图（李璐　手绘）

球囊大小和位置调节适宜，过大会引起疼痛加重或宫角阻塞，过小在操作的过程中容易引起漏液及球囊管滑脱（图3-1-2）。

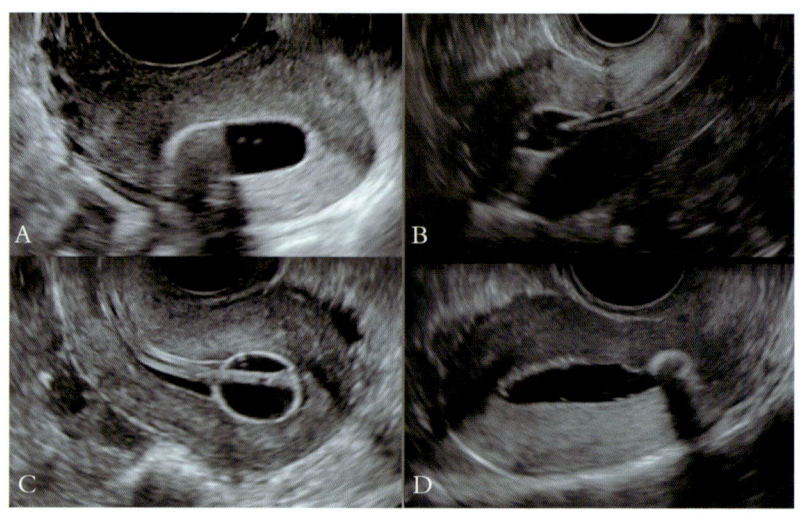

图 3-1-2　球囊大小和位置调节

注：A—球囊过大；B—球囊位置大小适中；C—球囊位置过高；D—球囊位置过低。

二、检查仪器

本书使用的超声仪器均具有腔内容积探头或腔内二维探头，配置相应探头的超声造影软件包，超声仪器包括：

（1）三星 W10 超声诊断仪，容积腔内探头 EV3-10（探头频率 3.0~10.0 MHz）。

（2）GE e8 超声诊断仪，容积腔内探头 RIC5-9-D（探头频率 3.0~9.0 MHz）。

（3）东芝阿波罗 500，二维腔内探头 PVT-781VT（探头频率 4.0~11.0 MHz）。

第二节 造影前观察内容

一、子宫、卵巢活动度及盆腔情况

通过探头推挤子宫和卵巢，观察子宫及卵巢的相对活动度，预判盆腔基本情况。同时观察有无输卵管积液、盆腔占位性病变等。

二、预判卵巢相对于子宫的位置

观察卵巢相对于子宫的位置：前/中/后，上/中/下，宫旁/外侧，了解卵巢与子宫的空间关系，利于造影过程中快速定点扫查，避免造影剂弥散影响结果判读（图3-2-1）。

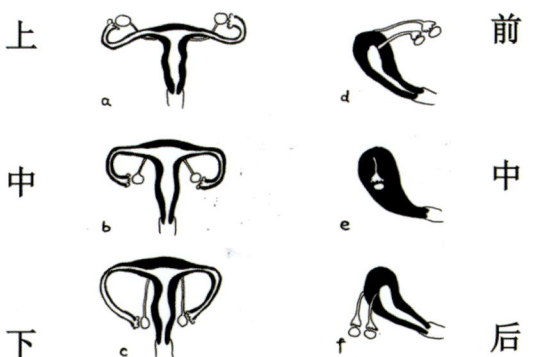

图 3-2-1　卵巢相对于子宫位置示意图（李璐　手绘）

三、推注少量生理盐水，预估宫腔压力

缓慢推注 10~20 ml 生理盐水，观察有无漏液，根据情况调整球囊大小，并通过推注阻力大小，预估宫腔压力。探头纵横扫查，探查宫腔及两侧宫角位置，初步判定输卵管情况。

第三节　造影检查步骤及仪器调节

一、三维预扫描定位

选择腔内容积探头及应用模式（图 3-3-1）。子宫横切面，显示双侧宫角水平，确定好探头位置后，保持探头不动，让患者尽量贴近操作者，操作者操作手臂与患者下肢相互依托，保证图像初始切面的稳定。选择 3D 按钮（图 3-3-2），扫描完成后逐帧回放，观察 3D 扫描过程能否依次包含双侧宫角及双侧卵巢，重点使双侧宫角同时显示清楚（若采集初始界面两侧卵巢距离子宫较远，可双侧分别进行或用二维超声造影、二维超声检查技术进行弥补；对于平位子宫，经腹检查效果较好。探头深度 7 cm 左右，2D 扇角 180°，3D 容积角度 120°）。

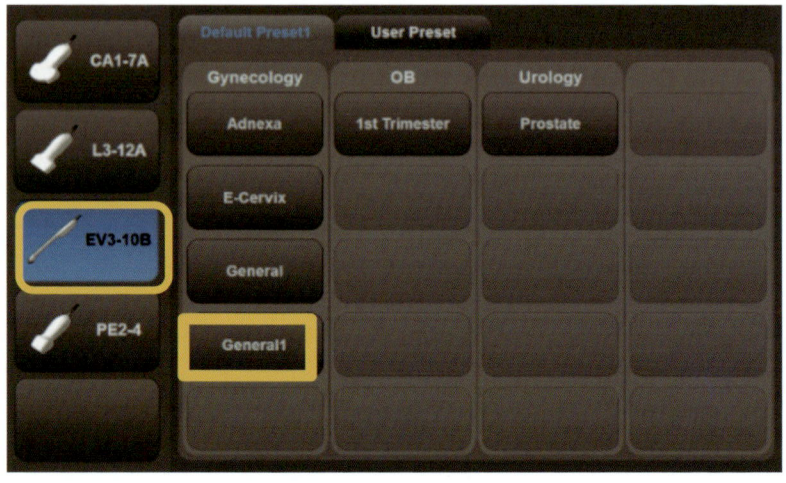

图 3-3-1　选择腔内容积探头及应用模式

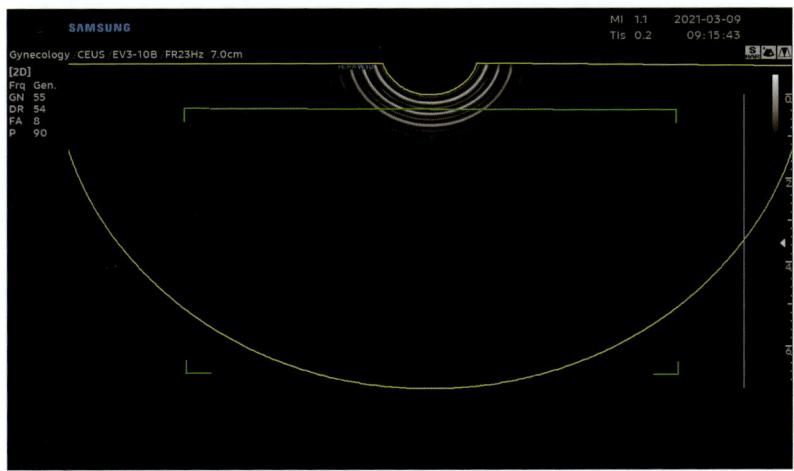

图 3-3-2 三维预扫描定位

二、4D 超声造影

选择造影功能（图 3-3-3），选择 4D 按钮（图 3-3-4），按 freeze 激活 4D 造影模式调节重建框至最大范围：利用轨迹球上位键调节采集框至最大范围（图 3-3-5）。

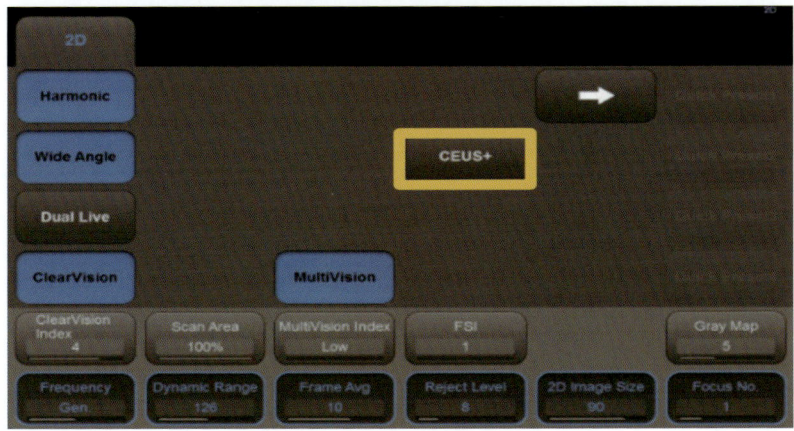

图 3-3-3 选择造影功能

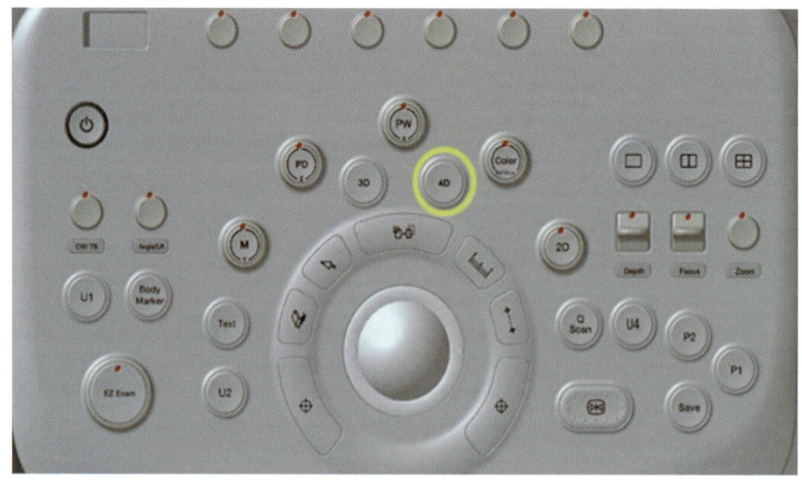

图 3-3-4　选择 4D 按钮

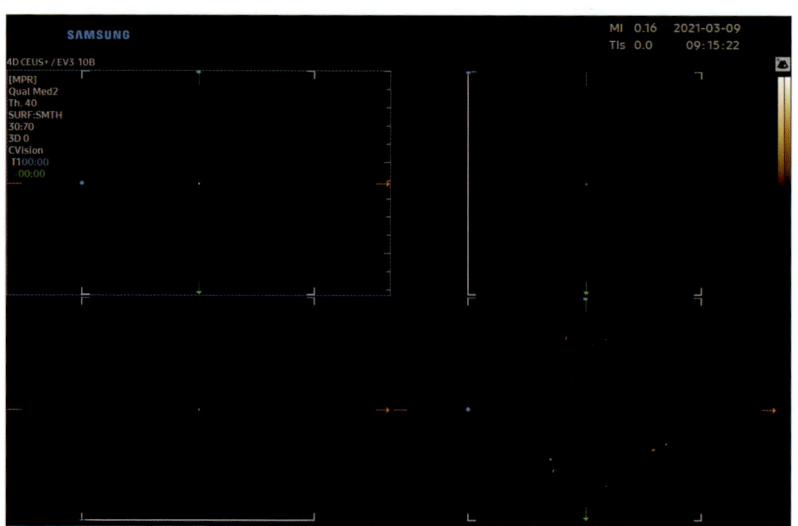

图 3-3-5　激活 4D 造影模式

启动 4D 超声造影扫描（图 3-3-6），待显示屏上四幅图像出来后开始计时，之后向宫腔内持续均速推注造影剂，并旋转 X 轴键，从冠状面观察造影过程，同时记录注射造影剂压力大小、注入造影剂的量、有无造影剂反流以及注入造影剂时患者的疼痛程度等。缓慢注入造影剂，可减少子宫输卵管痉挛和造影剂发生逆流的概率，减少患者的疼痛感，提高操作的成功率和减少假阳性、假阴性现象的发生。当造影剂从输卵管伞端喷出后点击冻结按钮，按容积存储键存储容积图像，将自动记录的动态造影数据存储于仪器硬盘内。

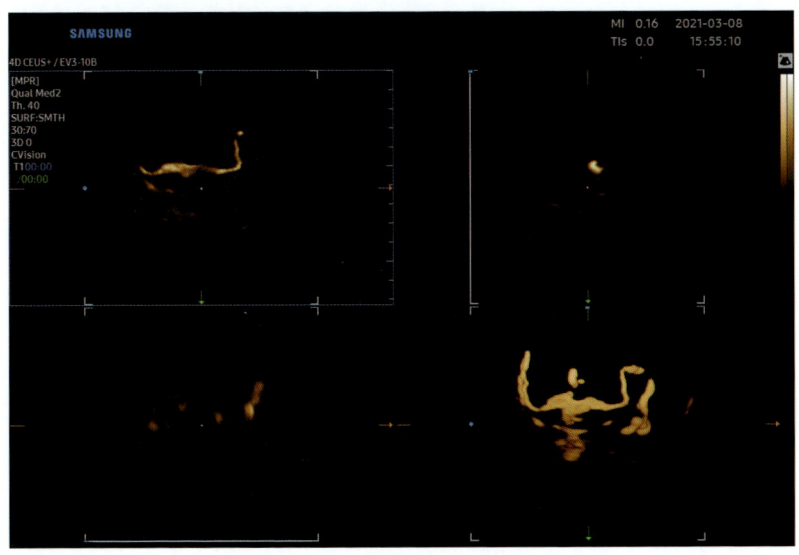

图 3-3-6 启动 4D 超声造影扫描

三、2D 超声造影模式

启用 2D 超声造影"双幅对比模式"（图 3-3-7）或"单幅实时造影模式"，迅速定点移动探头，观察造影剂经宫腔分别至双侧输卵管内（从间质部到伞端的流动轨迹及造影剂喷出情况）；观察卵巢包绕情况，盆腔内造影剂弥散情况；观察子宫肌层和宫旁静脉丛的造影剂有无逆流。

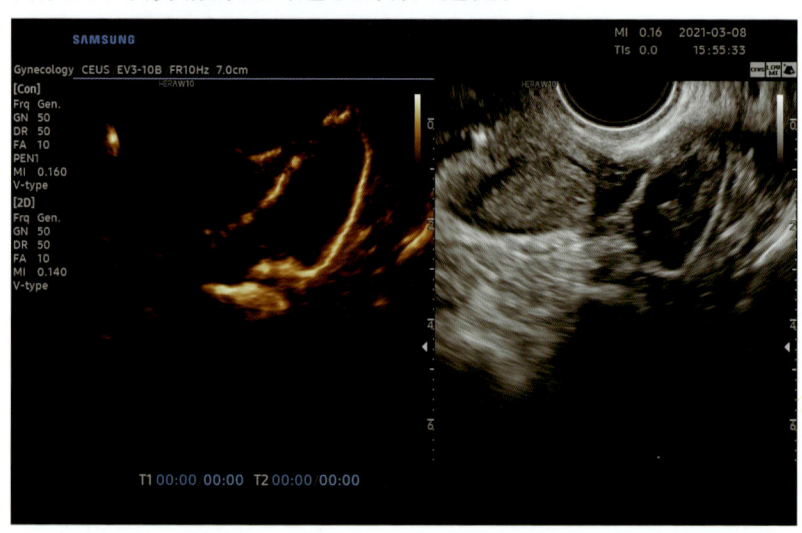

图 3-3-7　启用双幅对比模式

四、3D 超声造影与储存

切换到 3D 模式（图 3-3-8），继续推注造影剂，采集储存 3D 图像，初始平面同 4D。由于 3D 图像的分辨率比 4D 的高，可根据情况多采集一个或多个 3D 图像，对于卵巢子宫位置相对距离较远，同一次 3D 扫描不能同时包含双侧输卵管全程的情况，可采用分别对左右侧输卵管 3D 成像。

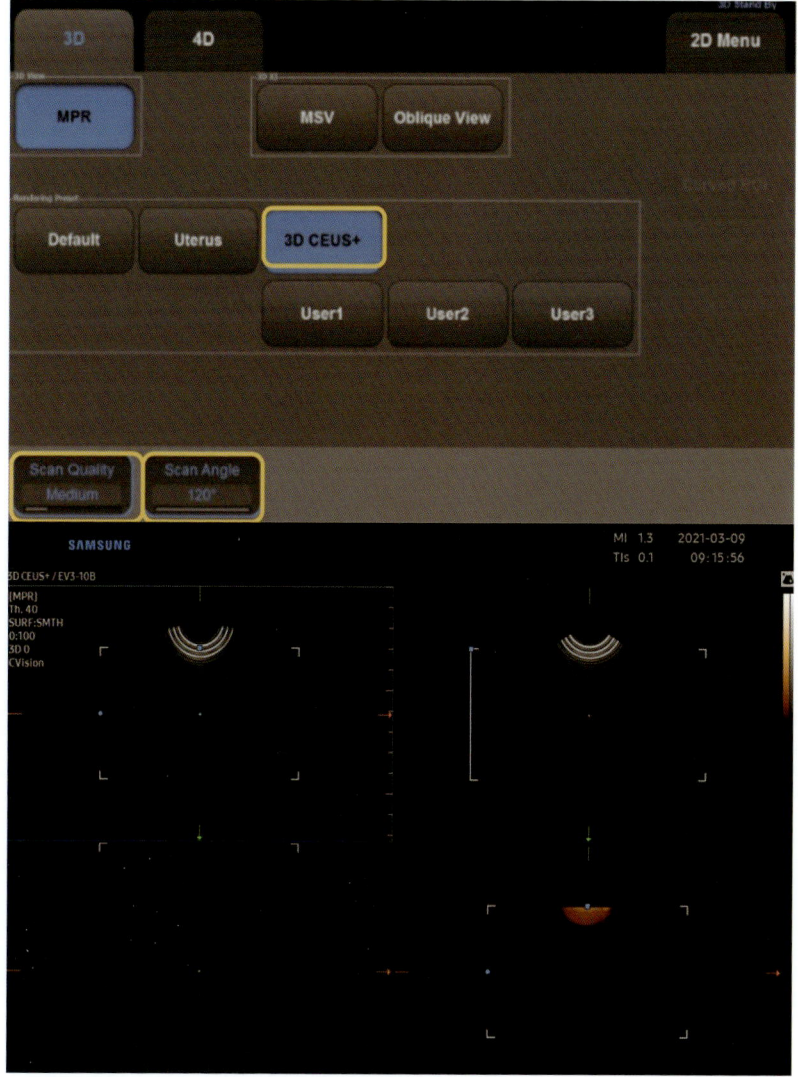

图 3-3-8　启动三维超声造影

通过调节 X、Y、Z 轴键（图 3-3-9），可观察输卵管及盆腔弥散情况。X 轴：沿横轴方向的旋转；Y 轴：沿纵轴方向的旋转；Z 轴：沿竖轴方向的旋转，类似于时针在挂钟平面的走动。

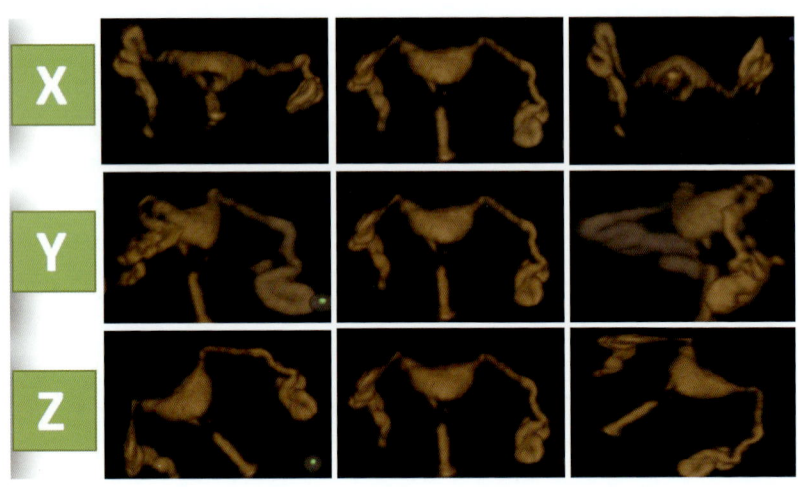

图 3-3-9　三维超声造影图像

五、盆腔水造影

盆腔病变在造影剂和生理盐水的衬托下更易观察，如输卵管伞端粘连带、卵巢冠囊肿、盆腔粘连带、盆腔包裹性积液等（见第四章）。

六、4D 图像处理

该步骤可在冲洗宫腔时进行，也可在所有操作完毕后进行，储存处理好的 4D 容积数据（图 3-3-10）。

单幅显示 → 旋转 X 轴尽量把宫底旋至朝上 → 用轨迹球回放 4D Cine，确定子宫输卵管的位置 → 调整增益，输卵管太细看不清楚时，可适当调高 2D 增益 → 选触摸屏上 MagiCut 剪掉周围没用的杂乱信号

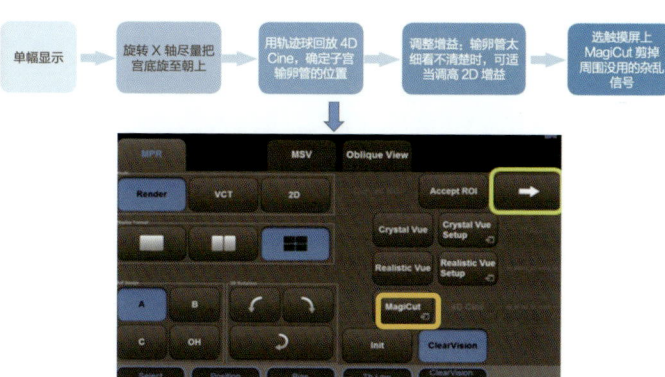

反复回放Cine，不同角度多次修剪图像

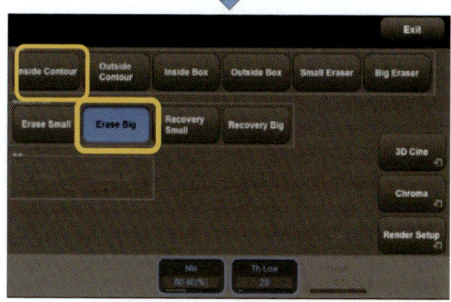

分别用Inside Contour和Erase Big
旋转图像修剪感兴趣以外的部分

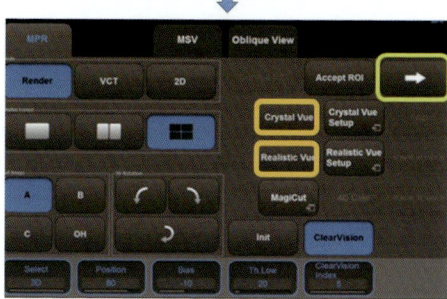

可结合用Crystal Vue及Realistic Vue获得更加清晰的图像

图 3-3-10　容积数据处理

七、宫腔声学造影

生理盐水多次冲洗宫腔，至宫腔内大部分造影剂清除。适当缩小球囊，退至宫颈内口处。推注生理盐水 3~5 ml，观察宫腔内膜情况，最后撤管。

八、3D 宫腔成像与储存

宫体长轴，启动 3D。调节 ROI 至内膜位置及宽度，微调 X、Y、Z 轴，至宫腔最佳 3D 图像。

九、子宫输卵管超声造影操作流程图（图 3-3-11）

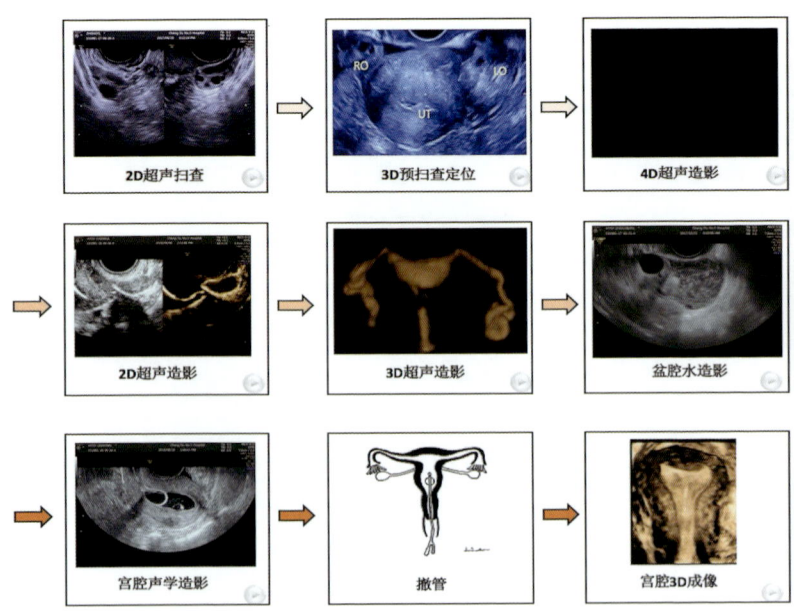

图 3-3-11　子宫输卵管超声造影操作流程图

（温艳婷　李璐　文芹）

第四章
子宫输卵管超声造影评估

第一节　输卵管通畅性的观察内容

　　根据 2015 年中国医师协会超声医师分会妇产学组制定的《妇科超声造影临床应用指南》，将输卵管通畅性分为通畅和阻塞 2 种类型。通而不畅定义较模糊，介于通畅和阻塞之间，根据临床实践，对于输卵管通而不畅的评估仍然是重要且必要的。目前经阴道子宫输卵管超声造影的输卵管通畅性的评估标准，国内外多数学者研究均认为应结合输卵管显影形态、输卵管伞端造影剂溢出、卵巢周围造影剂包绕、盆腔造影剂弥散情况、造影剂推注压力、造影剂反流量及患者疼痛程度进行综合评估。

一、输卵管形态

　　包含输卵管的走行、粗细、显影的连续性，有无扭曲、反折，输卵管伞端造影剂溢出情况等见图 4-1-1 至图 4-1-6。

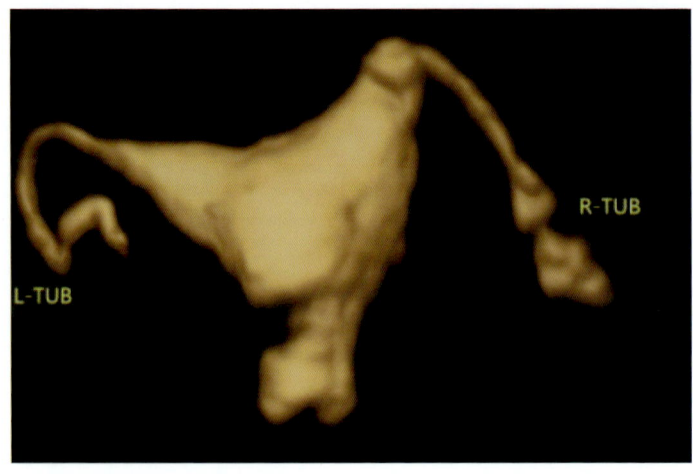

图 4-1-1　双侧输卵管粗细均匀，走行自然

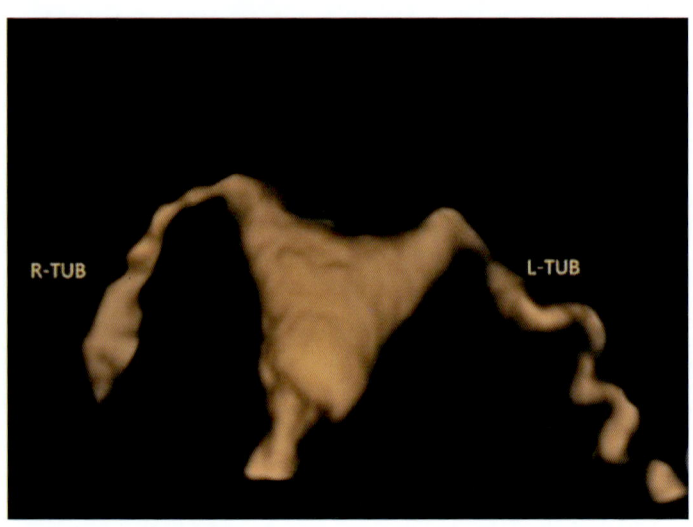

图 4-1-2　左侧输卵管盘曲

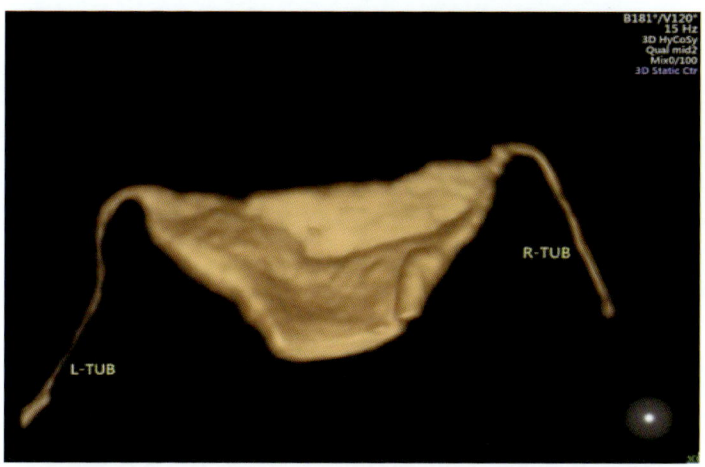

图 4-1-3　双侧输卵管纤细

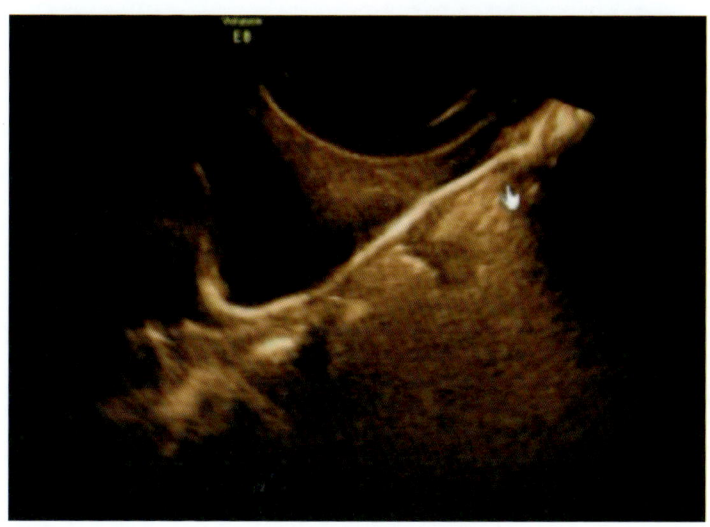

图 4-1-4　输卵管走行僵硬

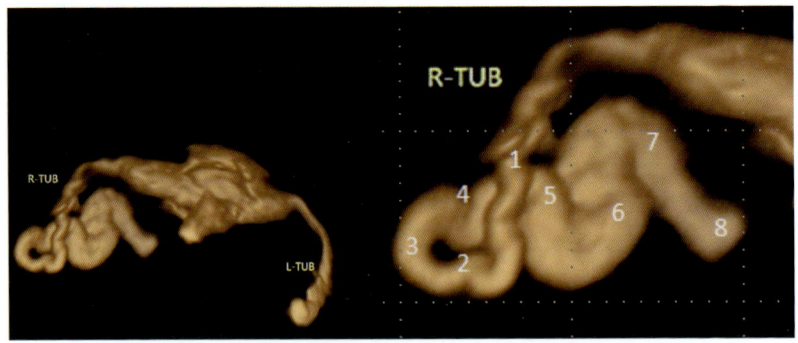

1~8：由输卵管近端到远端全程走行路线

图 4-1-5　右侧输卵管远端膨大积水

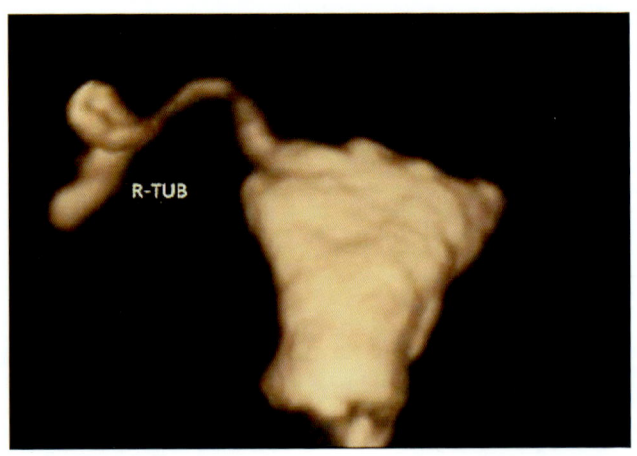

图 4-1-6　右侧输卵管中远端扭曲

二、卵巢周围造影剂包绕情况

采用低机械指数二维灰阶超声与二维超声造影双屏对照，根据通畅情况不同分为卵巢周围造影剂强回声环状包绕（图4-1-7）、强回声半环状包绕（图4-1-8）及无造影剂包绕（图4-1-9）三种情况。

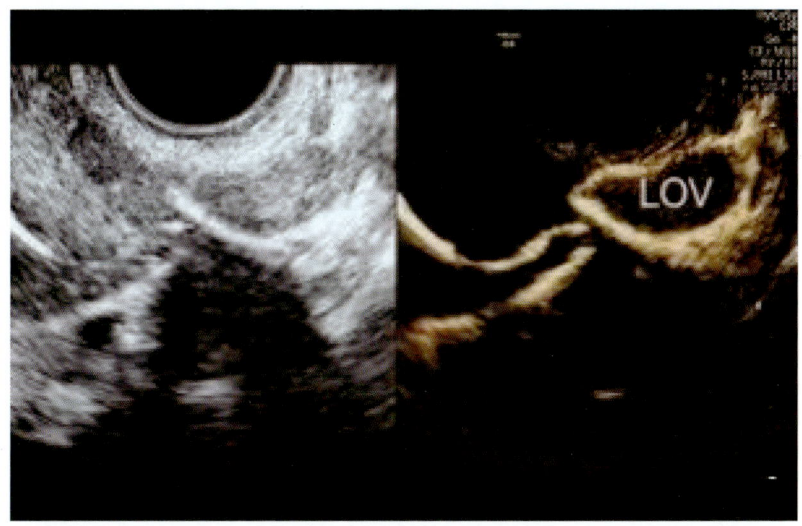

图 4-1-7 卵巢周围造影剂强回声环状包绕 LOV：左侧卵巢

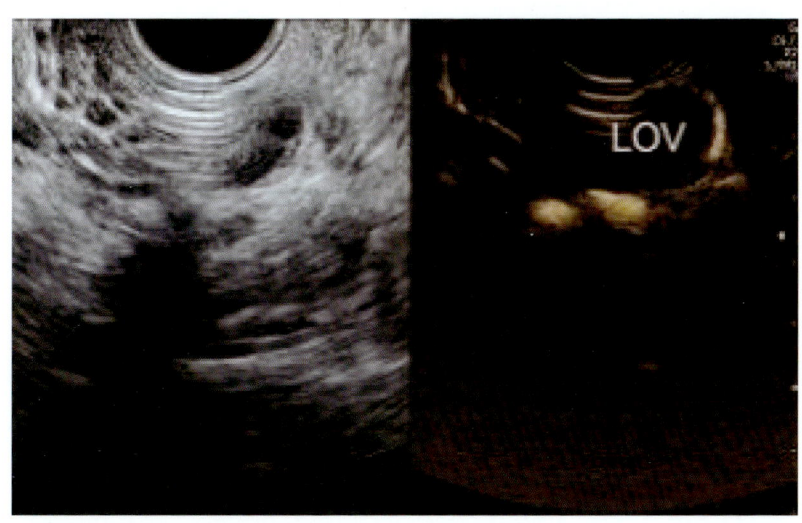

图 4-1-8 卵巢周围造影剂强回声半环状包绕 LOV：左侧卵巢

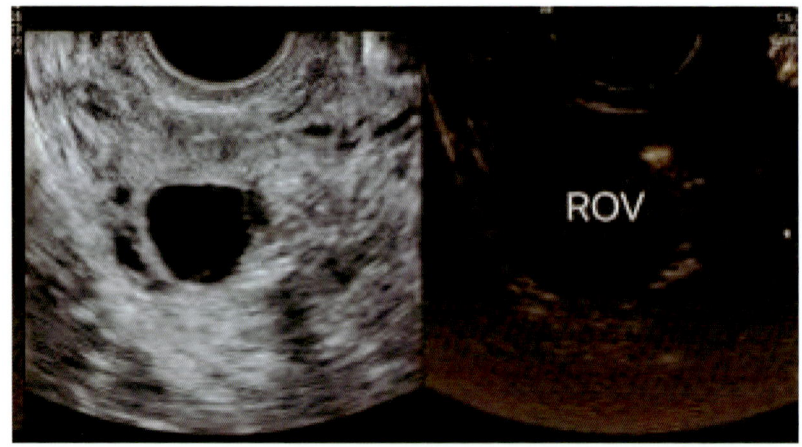

图 4-1-9 卵巢周围无造影剂包绕 ROV：右侧卵巢

三、盆腔造影剂弥散

盆腔造影剂弥散主要观察子宫周围及肠间隙微气泡弥散情况，根据输卵管通畅程度分为造影剂弥散均匀（图 4-1-10）、造影剂弥散不均匀（图 4-1-11）、无造影剂弥散（图 4-1-12）。

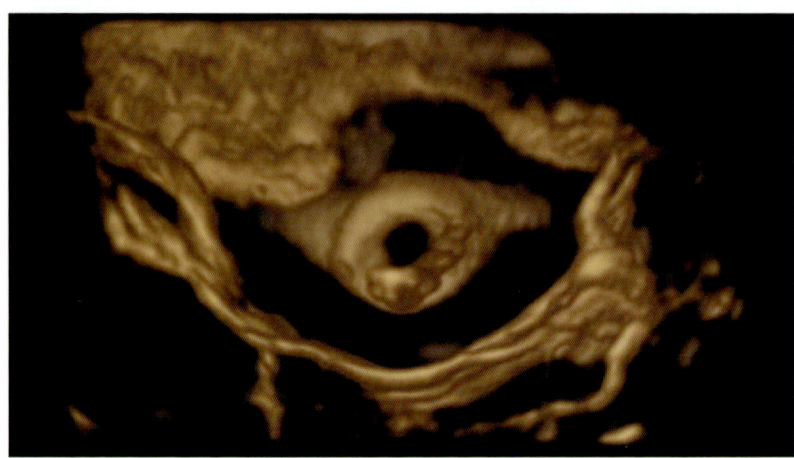

图 4-1-10 盆腔造影剂弥散均匀

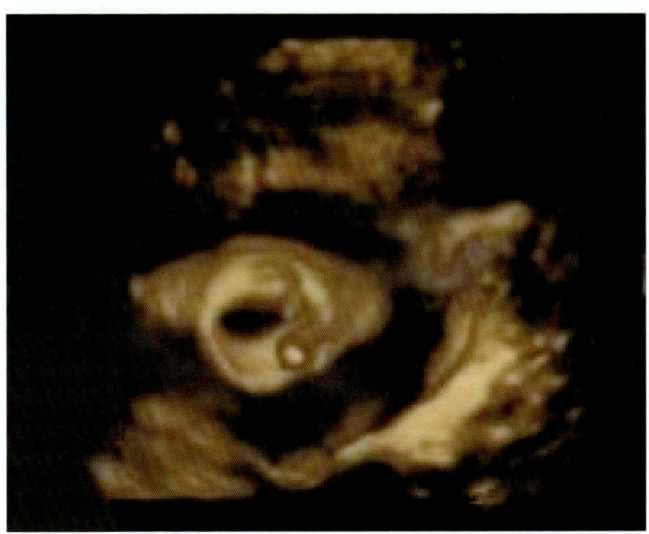

图 4-1-11 盆腔造影剂弥散不均匀

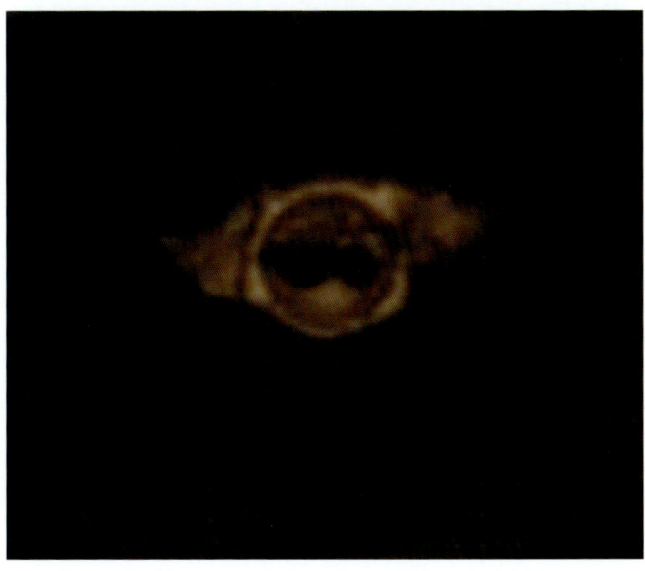

图 4-1-12 盆腔无造影剂弥散

四、疼痛评分

对造影过程中患者的疼痛反应使用 NRS 评分法进行评分，即以 0~10 分表示疼痛的程度。0 分：无疼痛；1~4 分：轻度疼痛；5~7 分：中度疼痛；8~10 分：重度疼痛。

第二节　输卵管通畅性的判读

一、输卵管通畅程度分类

结合造影剂推注压力、有无反流情况，输卵管通畅性分为以下三类（表 4-2-1）：

1. 输卵管通畅

表现为推注造影剂无阻力、无反流，输卵管走行自然，全程显影快速，粗细均匀，输卵管伞端造影剂呈喷射状弥散，卵巢周围可见造影剂呈强回声环状包绕，盆腔弥散均匀。

2. 输卵管通而不畅

一般表现为推注造影剂时有阻力，轻微反流，输卵管走行扭曲、僵直、盘旋、成角或局部纤细呈结节状，伞端少量造影剂溢出，卵巢周围可见强回声呈半环状包绕，盆腔可见少量造影剂弥散或弥散不均匀。

3. 输卵管不通

表现为推注造影剂时阻力明显，宫腔饱满，停止造影剂注射时可见大量反流，反流量＞ 5 ml，输卵管完全或部分不显影，显影部分的输卵管膨大、扭曲，伞端无造影剂溢出，卵巢周围无造影剂包绕，盆腔内无造影剂弥散。

在输卵管通畅与通而不畅的比较中，输卵管形态的评估因素：扭曲＞僵硬＞纤细＞盘曲，四种改变同时出现时，评估输卵管通而不畅的可能性为95%。输卵管通畅性评估见表4-2-1。

表4-2-1　输卵管通畅性评估

类别	造影剂推注压力/有无反流	造影剂显影情况		
		输卵管	卵巢	盆腔
通畅	无阻力/无反流	走行自然、全程显影快速、粗细均匀，输卵管伞端造影剂呈喷射状溢入盆腔	周边造影剂环状包绕	造影剂弥散均匀
通而不畅	有阻力/少量反流	走行扭曲、僵直、盘旋、成角或局部纤细呈结节状，伞端见少量造影剂溢出	周边造影剂半环状或片状包绕	少量造影剂弥散
不通	阻力大/停止加压后可见造影剂反流	输卵管完全或部分不显影，显影部分的输卵管膨大、扭曲，伞端无造影剂溢出	周边无造影剂回声	无造影剂弥散

二、假阳性因素分析

1. 输卵管痉挛

第一次推注造影剂后双侧卵巢周围未见造影剂包绕，双侧输卵管未显影，盆腔未见造影剂弥散（图4-2-1）。

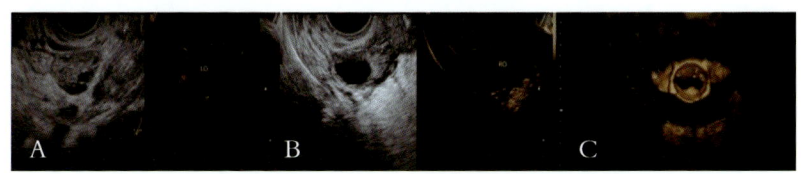

图4-2-1　输卵管痉挛

注：A~C—分别显示左右侧卵巢及盆腔无造影剂弥散。

10 分钟后再次推注造影剂后双侧卵巢周围见造影剂包绕，双侧输卵管显影，盆腔见造影剂弥散（图 4-2-2）。

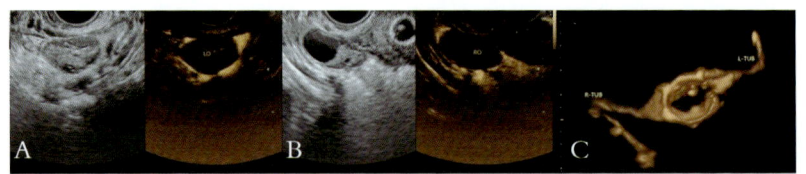

图 4-2-2　输卵管通畅

注：A、B—左右侧卵巢见造影剂弥散包绕；C—双侧输卵管显影。

输卵管痉挛是造影中很常见的造成假阳性结果的原因之一，原因可能是患者情绪紧张、输卵管受低温造影剂的刺激或因疼痛等使之产生痉挛、收缩，导致输卵管不通畅。特别是输卵管间质部及峡部管腔较细，肌层较厚，受到刺激时易发生痉挛，故要慎重下阳性结果。

2. 输卵管内黏液栓或内膜碎片

当输卵管内有黏液栓或内膜碎片时，可影响造影剂的通过而导致输卵管不显影。遇到此种非输卵管本身病变所致的输卵管不通时，可以快速大量推注生理盐水进行冲洗疏通。

3. 采集范围过窄

在实时经阴道子宫输卵管造影过程中，如果取样框的采集范围过窄，可能采集不到或只能采集到部分输卵管的图像，从而造成假阳性结果的产生。一般尽量将取样框调至最大，注意 X、Y、Z 轴的调节。

4. 增益过低

造影时，如果增益调节过低，致使屏幕过暗，会误认为双侧输卵管未显影，从而导致假阳性结果发生。

5. 子宫畸形

由于造影时导管需要探入宫腔之内，并且球囊在宫腔内充盈，因此会占据部分宫腔空间，而对于有子宫先天畸形或发育不良的患者，本身宫腔较正常子宫更小，因而影响更大，产生假阳性征象；同时更容易发生逆流现象，影响结果的判读。

6. 球囊过大

在造成假阳性的因素中，球囊过大占比较高。正常人的宫腔容量通常为 105 ml，但宫腔容量因人而异，并且有生育史、人流史等情况时差异性会比较大。3~5 ml 容量的球囊有可能使导管偏向一侧，堵塞输卵管开口，造成仅单侧输卵管成像的假象。

7. 造影剂外漏

部分患者宫腔较大，若球囊过小不能阻塞宫颈内口，造影剂则会外漏流至体外，造成输卵管不显影而导致假阳性的结果出现。

8. 子宫内膜较厚阻塞间质部

部分患者因为月经时间不详或本身子宫内膜的病变，子宫内膜较厚，阻塞了输卵管间质部，使造影剂不能顺利通过，从而致使相应侧的输卵管不显影。

9. 局部气体干扰

部分患者因为消化不良、便秘等原因，盆腔局部气体干扰较重，致使输卵管未能显示而导致假阳性结果的产生。

三、假阴性因素分析

1. 造影剂向对侧弥散

当一侧输卵管通畅时，造影剂可迅速从伞端喷出向对侧的盆腔弥散，继而包绕对侧卵巢，造成假阴性的结果。为避免该情况发生，四维超声造影成像后，应迅速定点移动探头，对双侧卵巢所处盆腔的位置做到"心中有数"，探头以最短路径探查双侧卵巢造影剂包绕情况。切忌反复移动探头，加快造影剂在盆腔弥散，造成对侧卵巢被盆腔弥散的造影剂包绕的假象（见第五章）。

2. 造影剂逆流入输卵管静脉

当患者双侧输卵管不通时，推注造影剂时，宫腔压力增大，造影剂可逆流入输卵管静脉，会误认为显影的是双侧输卵管，从而导致假阴性结果的产生。

3. 误将逆流至子宫肌层或弥散至盆腔间隙的造影剂认作输卵管

在超声造影检查过程中，即使造影剂推注很顺利，也要仔细辨别造影剂是否在输卵管内流动，应借助彩色多普勒进一步判断造影剂是否在子宫肌层或盆腔血管内，减少假阴性的发生。

在一些患有子宫腺肌症和内膜病变等疾病的患者造影时，随着推注造影剂的宫腔压力增加，本来就存在病变的内膜被撑开，腺肌症有腺体开口于子宫内膜、炎症时内膜组织薄弱均可导致血管开放；还有些是在宫腔插管时损伤内膜导致子宫内膜血管开放，造影剂首先进入阻力低的开放血管，而阻力高的输卵管未显影，当两侧输卵管阻塞或痉挛时宫腔压力进一步升高，这种现象会更明显，由于造影剂推注很顺利，超声造影起初很容易误认为子宫周边及盆腔内快速流动的造影剂是在输卵管内，产生输卵管通畅的假象。发生造影剂逆流时，患者疼痛通常会突然加重，故术者在检查过程中，应全程关注患者的感受。

 ## 第三节　宫腔声学造影

一、正常宫腔

正常宫腔声学造影如图 4-3-1 所示。

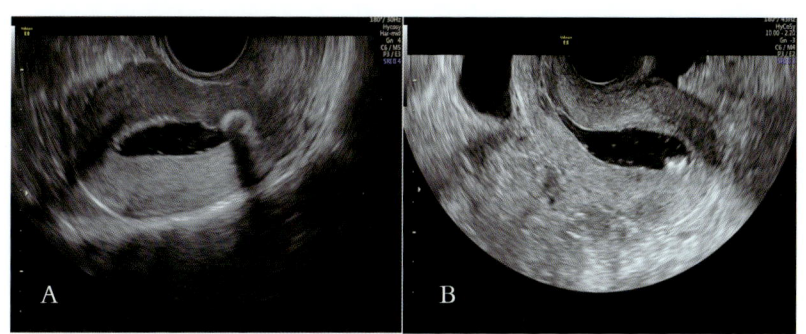

图 4-3-1　正常宫腔声学造影图

注：A—前位子宫；B—后位子宫。

二、正常双侧输卵管开口

正常输卵管开口处无粘连、闭锁，宫腔镜下双侧输卵管开口可见（图 4-3-2A、B），宫腔声学造影三维成像可清晰显示双侧输卵管开口（图 4-3-2C、D）。子宫内膜厚度影响子宫输卵管造影效果。一定厚度的内膜会使输卵管开口变小，纤毛覆盖输卵管开口，造影剂不易通过，造成假阳性。

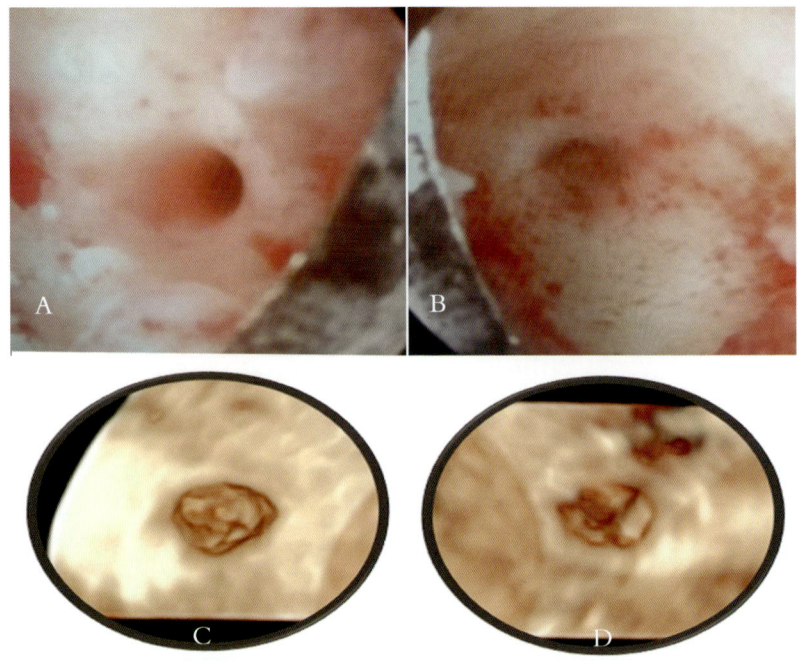

图 4-3-2　双侧输卵管宫腔开口图

注：A、B—宫腔镜；C、D—三维超声。

三、子宫内膜息肉

子宫内膜厚度及回声呈周期性变化，分为月经期（1~4天）、增殖期（5~14天）、分泌期（15~28天）。通常月经期子宫内膜厚度 1~4 mm，增殖期 4~8 mm，分泌期 8~14 mm。子宫内膜息肉是内膜腺体和纤维间质局限性增生隆起形成的一种带蒂的瘤样病变（图 4-3-3，图 4-3-4）。子宫内膜息肉超声表现呈宫腔内稍高回声结节，与内膜分界清晰，息肉蒂部可见点状或短条状血流信号。

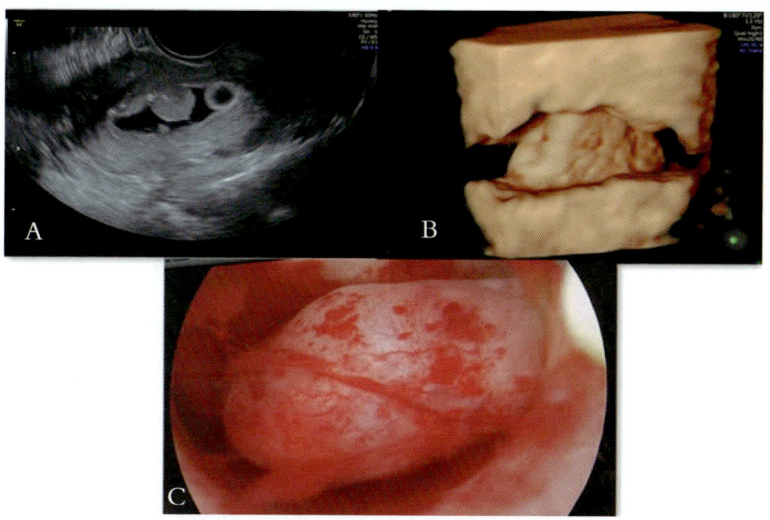

图 4-3-3　子宫内膜息肉（一）

注：A—二维声像；B—三维声像；C—宫腔镜下的子宫内膜息肉。

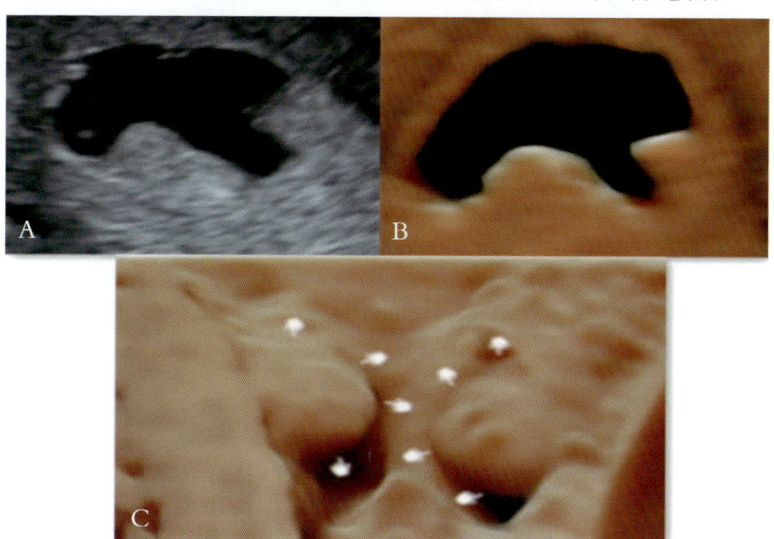

图 4-3-4　子宫内膜息肉（二）

注：A、B—二维及三维声像图；C—三维超声调整角度后显示子宫内膜息肉全貌。

四、黏膜下肌瘤

黏膜下肌瘤超声表现为子宫内膜下肌层低回声结节突向宫腔（图 4-3-5）。肌瘤完全突入宫腔时，呈宫腔内实性占位病变，肌瘤与内膜之间有裂隙。带蒂的黏膜下肌瘤可以突入宫颈管内，与子宫壁有蒂相连。

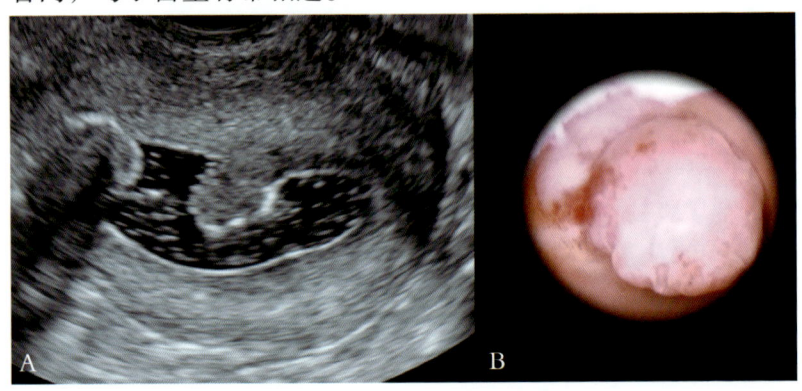

图 4-3-5　黏膜下肌瘤

注：A—黏膜下肌瘤超声图像；B—宫腔镜下黏膜下肌瘤。

五、宫腔粘连带

宫腔粘连又称 Asherman 综合征，是由于子宫内膜基底层损伤导致宫壁相互粘连，宫腔部分或全部闭塞，进而影响育龄女性月经及生育功能。宫腔粘连的诊断和分类方法缺乏国际通用的标准分类方法，但应用较多的有欧洲妇科内镜协会（ESGE）的分类方法和美国不育症协会（AFS）分类方法。欧洲妇科内镜协会的分类如下，Ⅰ度：宫腔内多处有纤细的膜样粘连带，两侧宫角及输卵管开口正常。Ⅱ度：子宫前后壁间有致密的纤维束粘连，两侧宫角及输卵管开口可见。Ⅲ度：纤维索状粘连致部分宫腔及一侧宫角闭锁。Ⅳ度：纤维索状粘连致部分宫腔及双侧宫角闭锁。Ⅴa度：粘连带瘢痕化致宫腔极度变形及狭窄。Ⅴb度：粘连带瘢痕化致宫腔完全消失。Ⅰ～Ⅱ度粘连为轻度粘连，Ⅲ度粘连为中度粘连，Ⅳ～Ⅴ度粘连为重度粘连。目前宫腔镜是诊断宫腔粘连的"金标准"。

宫腔部分粘连超声表现为内膜厚薄不均，粘连处宫腔线消失，内膜菲薄。宫腔广泛粘连超声表现为内膜薄，呈细线状，内膜线中断（图4-3-6）。

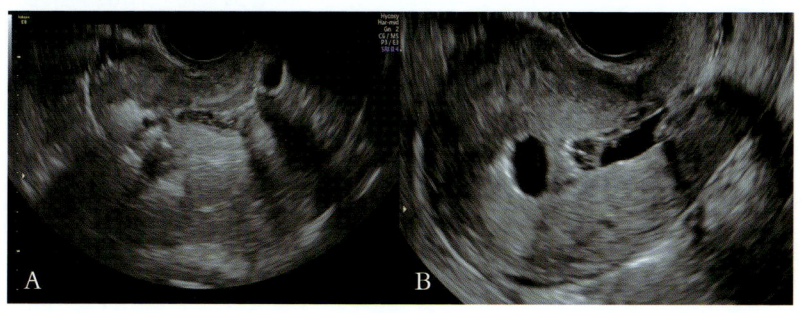

图 4-3-6 宫腔粘连带

注：A—宫腔内膜结核，宫腔广泛粘连，造影剂通过困难；B—宫腔粘连带。

六、瘢痕憩室

瘢痕憩室是子宫下段剖宫产术后，子宫切口由于愈合不佳，而在切口瘢痕处形成一个向膀胱侧凸出的憩室。可能与以下因素有关：剖宫产手术切口位置选择、手术缝合技巧、感染因素、子宫内膜异位在切口内、子宫的位置、剖宫产次数。超声表现为子宫下段剖宫产瘢痕处肌层不连续，有不规则液性暗区且与宫腔相通，其内未见血流信号（图4-3-7）。诊断标准参考：残余肌层厚度：< 2.5 mm（TVUS），< 2.2 mm（注入生理盐水）。

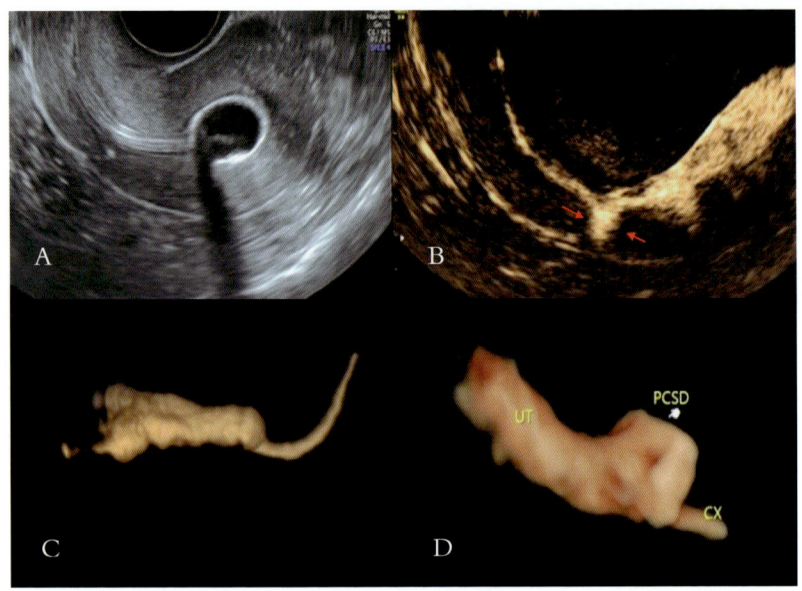

图 4-3-7　瘢痕憩室

注：A—瘢痕子宫二维声像；B—同一患者二维超声造影显示瘢痕憩室（箭头）；C—正常子宫宫腔声学造影三维图；D—瘢痕憩室宫腔声学造影三维图（PCSD：瘢痕憩室）。

第四节　盆腔水造影

　　盆腔病变在造影剂衬托下更易观察，如输卵管伞端粘连带、盆腔粘连带、盆腔包裹性积液、卵巢冠囊肿等。

一、正常盆腔及输卵管伞端

　　正常输卵管伞端，见图 4-4-1。

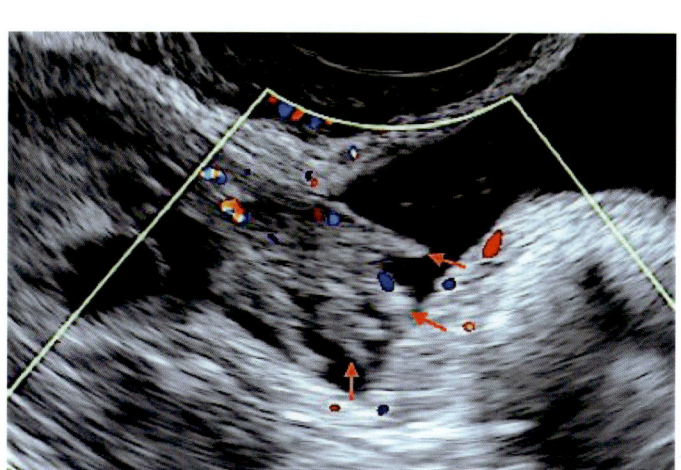

图 4-4-1 正常输卵管伞端（箭头）

二、伞端粘连带

输卵管伞端周围粘连带，见图 4-4-2。

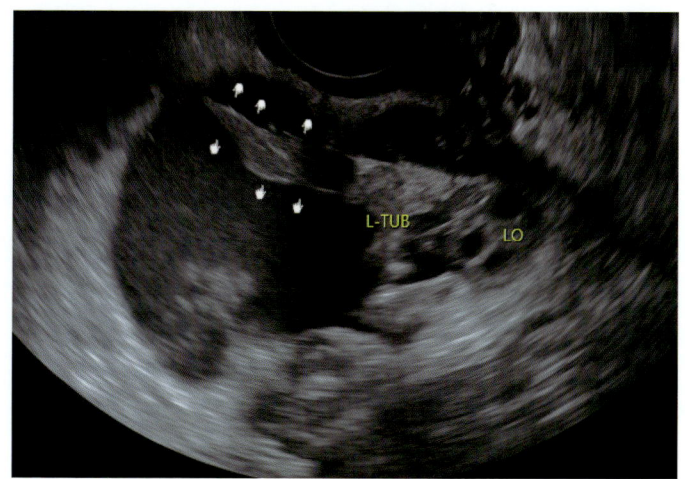

图 4-4-2 输卵管伞端周围粘连带（手形）

三、盆腔粘连带

盆腔粘连带，见图 4-4-3。

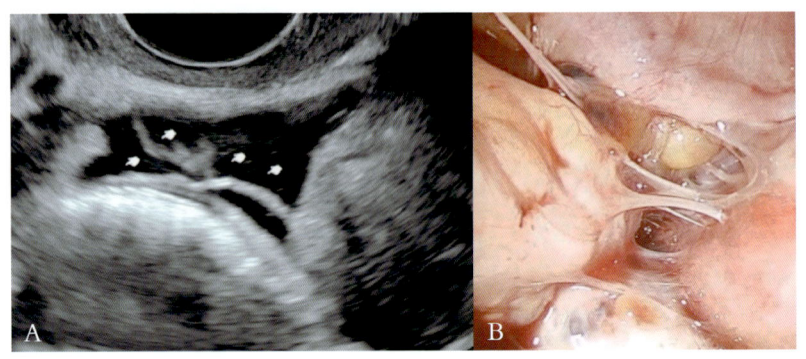

图 4-4-3　盆腔粘连带（手形）

注：A—盆腔水造影后显示盆腔粘连带；B—腹腔镜下盆腔粘连带。

四、盆腔包裹性积液

盆腔包裹性积液，见图 4-4-4。

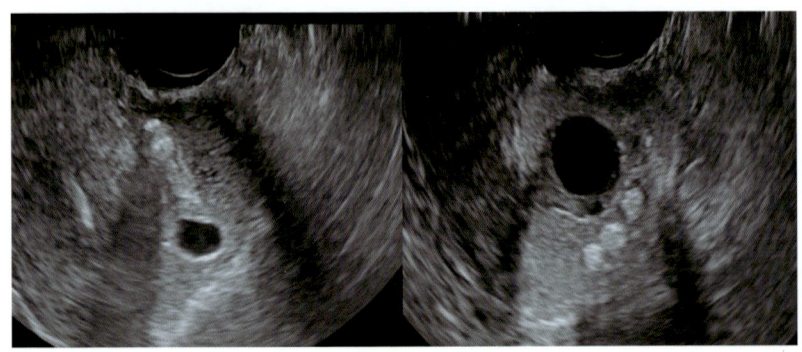

图 4-4-4　盆腔水造影：盆腔包裹性积液声像图

五、盆腔深部内膜异位症

盆腔深部内膜异位症为良性病变，但具有恶性肿瘤的转移和种植能力，发病机制可能是子宫内膜随经血逆流种植于盆、腹腔，也可能是经淋巴或静脉播散。异位灶反复穿破出血，可导致盆腔粘连、卵巢功能异常、输卵管变形阻塞。超声表现为子宫旁、卵巢外囊性低回声团块，形态不规则，内部呈细密点状弱回声，囊内无血流信号（图 4-4-5）。

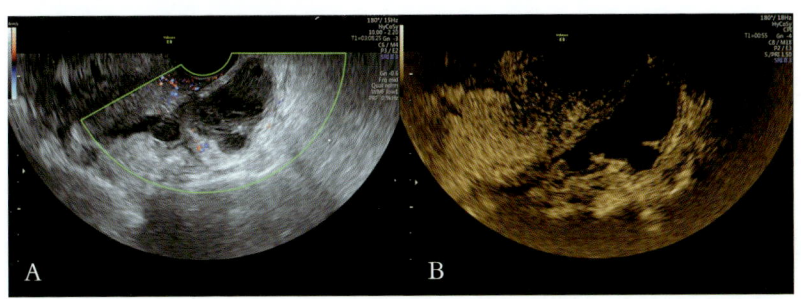

图 4-4-5 盆腔深部内膜异位症

注：A—盆腔深部内膜异位病灶二维及彩色血流多普勒图；B—同一病灶经静脉超声造影显示无灌注。

六、卵巢冠囊肿

卵巢冠囊肿是中肾管或副中肾管遗迹的一种潴留性囊肿，大小不随月经周期改变，位于阔韧带内靠近输卵管或卵巢，又称卵巢冠囊肿、卵巢旁囊肿或输卵管旁囊肿。其为良性非赘生性囊肿，较少发生恶变。超声表现为附件区囊性团块，同侧卵巢大小结构正常，囊肿壁薄，与卵巢分界清（图 4-4-6）。

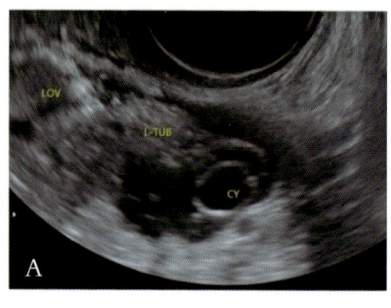 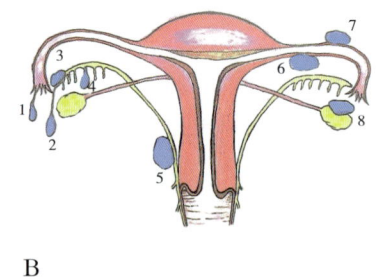

1.莫氏（Morgagni）泡状附件（米勒管源）；2.克氏（Kobelt）囊肿（中肾小管源）；
3.卵巢旁囊肿（中肾管源）；4.卵巢旁囊肿（中肾小管源）；5.格氏（Gartner）管
囊肿（中肾管源）；6.卵巢旁囊肿（米勒管源）；7.卵巢旁浆膜下囊肿（米勒管源）；
8.卵巢网囊肿

图 4-4-6　卵巢冠囊肿

注：A—二维超声图；B—卵巢冠囊肿分布图（李璐　手绘）。

第五节　造影剂逆流

　　子宫输卵管造影的静脉逆流通常是指造影剂通过子宫肌层血管从子宫腔逆流到达输卵管和卵巢静脉，其发生概率约7%。表现为沿子宫肌层及子宫旁分布的树枝状、团块状造影剂（图4-5-1）。若造影剂逆流发生时间早于输卵管显影，或两者同时发生，易遮挡输卵管，增加诊断难度，此时可切换到二维造影模式，从双侧子宫角连续追踪双侧输卵管走行。患者有子宫手术史、子宫结构异常、宫腔粘连、异常的子宫出血或因导管嵌入导致创伤可能会发生静脉逆流。使用碘油造影时静脉逆流的最严重并发症包括脑和肺内栓塞，使用水溶性造影剂造成静脉逆流时也可能导致感染、发热和疼痛。

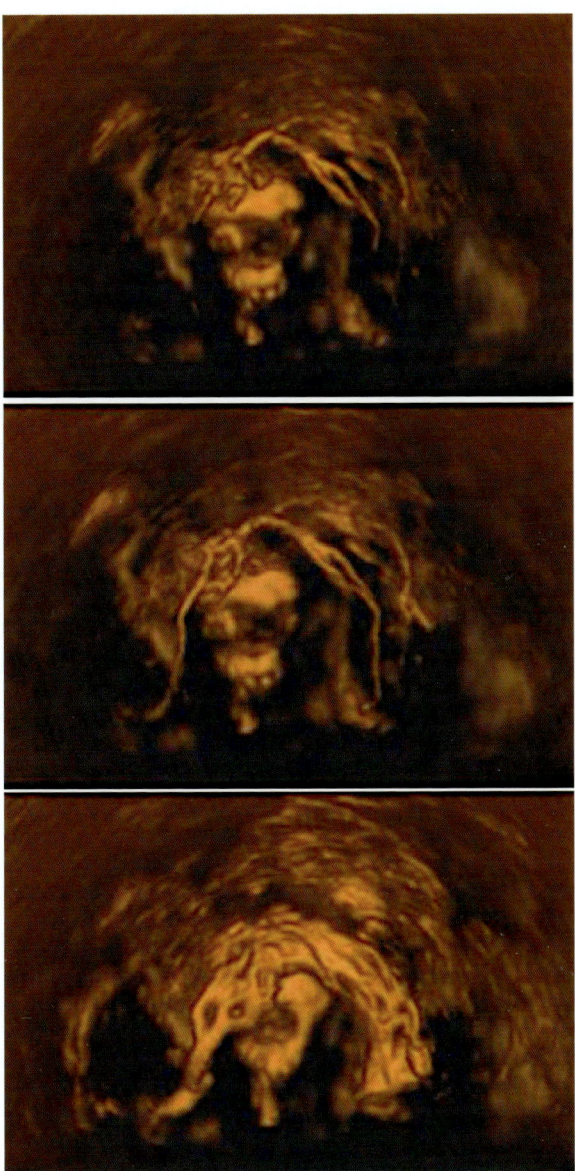

图 4-5-1 造影剂逆流至子宫肌层血管的过程

参考文献

［1］郑荣琴.妇科超声造影临床应用指南［J］.中华医学超声杂志（电子版），2015，12（02）：94–98.

［2］邹彦，彭成忠.子宫输卵管超声造影评估输卵管通而不畅的现状与思考［J］.中华医学超声杂志（电子版），2020，17（02）：97–99.

［3］Savelli L, Pollastri P, Guerrini M, et al. Tolerability, side effects, and complications of hysterosalpingocontrast sonography（HyCosy）［J］. Fertil Steril, 2009, 92（4）:1481–1486.

［4］张艳玲，张新玲，郑荣琴，等.经阴道子宫输卵管三维超声造影评价输卵管通畅性［J］.中华超声影像学杂志，2011，20（04）：318–320.

［5］王伟群，陈智毅，江岚，等.经阴道子宫输卵管三维超声造影评价输卵管通畅性［J］.中国医学影像学杂志，2014，22（11）：853–855.

［6］程琦，王文娜，王莎莎.经阴道子宫输卵管三维超声造影评价输卵管通畅性的应用研究［J］.中华临床医师杂志（电子版），2012，6（19）：6086–6088.

［7］Sumin Chen, Xiya Du, Qingzi Chen, et al. Combined Real–Time Three–Dimensional Hysterosalpingo–Contrast Sonography with B Mode Hysterosalpingo–Contrast Sonography in the Evaluation of Fallopian Tube Patency in Patients Undergoing Infertility Investigations.［J］. Biomed Research International, 2019:1–7.

［8］叶振中， 张志兴， 何卫.子宫输卵管造影术假阳性征象形成原因

及对策分析［J］.临床和实验医学杂志，2010，9（24）：1887-1888.

［9］熊润青，李善华，王洪梅，等.经阴道超声造影诊断输卵管通畅性的假阳性及假阴性分析［J］.中华临床医师杂志（电子版），2013，22（7）：558-560.

［10］霍岷，孙玲玲，黄丽云，等.子宫输卵管造影时间选择和子宫内膜厚度的关系探讨［J］.基层医学论坛，2011，28（15）：922-923.

［11］谢红宁.妇产科超声诊断学［M］.北京：人民卫生出版社，2019：225-312.

［12］王明凯，王蔼明.宫腔粘连的诊断及分类［J］.生殖医学杂志，2014，23（04）：334-338.

［13］Tower AM, Frishman GN. Cesarean scar defects: an underrecognized cause of abnormal uterine bleeding and other gynecologic complications ［J］. J Minim Invasive Gynecol, 2013, 20（5）: 562-572.

［14］Ludwin A, Ludwin I, Martins W P. Venous intravasation during evaluation of tubal patency by ultrasound contrast imaging ［J］. Ultrasound Obstet Gynecol, 2018, 51（1）: 143-145.

（郑瑶　汪茜　何清桂　刘婷　卢晓红　刘晓甜　文芹　温艳婷）

第五章
子宫输卵管超声造影病例

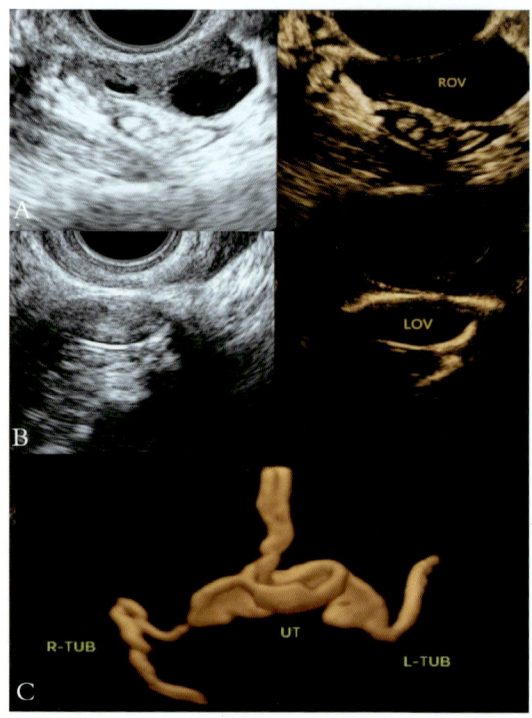

图 5-1-1　病例 1 子宫输卵管超声造影

27 岁，G4P0，习惯性流产 4 次。双侧输卵管通畅

注：A、B—超声造影示双侧卵巢周围造影剂呈强回声环状弥散；C—超声造影示双侧输卵管管壁光整，粗细均匀，形态较柔顺，伞端见造影剂喷射进入盆腔。盆腔周围造影剂弥散均匀。

病例 2

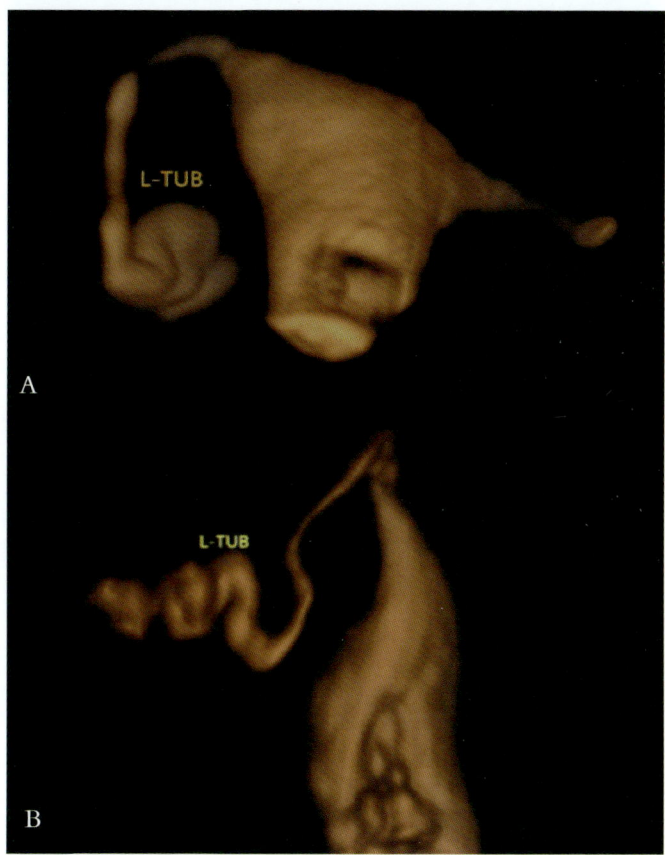

图 5-1-2　病例 2 子宫输卵管超声造影

21 岁，G0P0，1 年前行输卵管通液术。左侧输卵管不通（远端阻塞），右侧输卵管通畅

注：A、B—超声造影示左侧输卵管管壁欠光整，粗细欠均匀，走行盘曲，远端膨大，伞端未见造影剂喷射入盆腔；右侧输卵管管壁光整，粗细欠均匀，远端走行稍盘曲，伞端见造影剂喷射入盆腔。双侧卵巢周围造影剂呈强回声环状弥散。盆腔周围造影剂弥散欠均匀。

病例 3

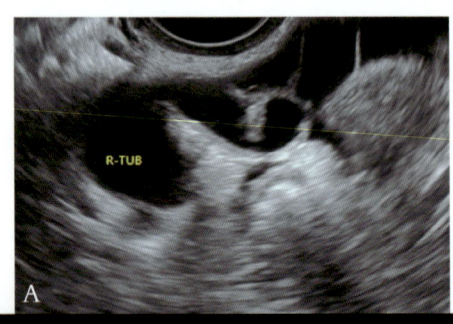

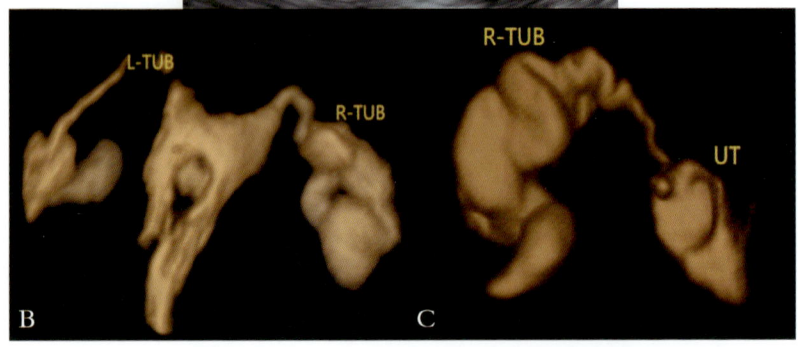

图 5-1-3　病例 3 子宫输卵管超声造影

26 岁，G0P0，腹腔镜下复孕术后 1 月。双侧输卵管不通伴积水（远端阻塞）

注：A—二维超声示右侧输卵管积水；B、C—超声造影示双侧输卵管粗细不均匀，近段纤细，远段膨大、盘曲，伞端均未见造影剂溢出。双侧卵巢周围及盆腔未见造影剂强回声。

病例 4

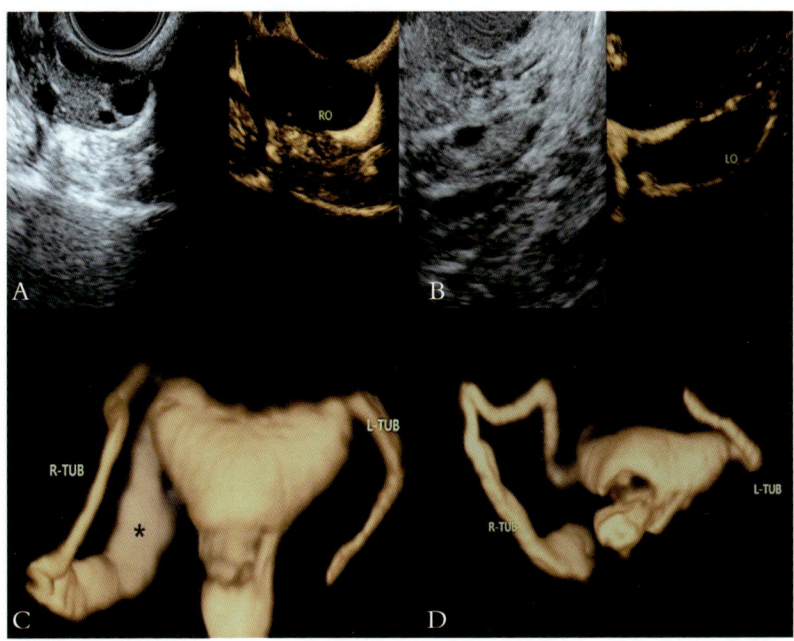

＊：造影剂从右侧输卵管伞端喷射至盆腔弥散至肠间隙，勿误认为膨大的输卵管远端

图 5-1-4　病例 4 子宫输卵管超声造影

28 岁，G1P0，药物流产 1 次。双侧输卵管通畅

注：A—超声造影示右侧卵巢周围造影剂呈半环状弥散；B—超声造影示左侧卵巢周围造影剂呈环状弥散；C、D—超声造影示双侧输卵管管壁光整，粗细较均匀，走行稍弯曲。盆腔周围弥散均匀。

病例 5

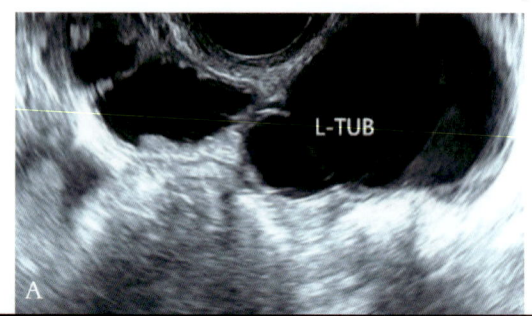

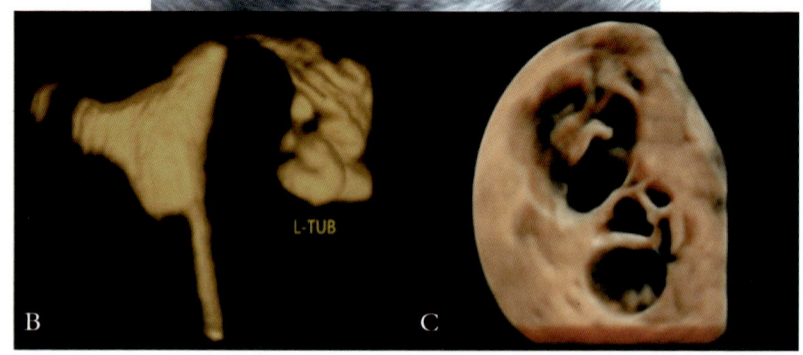

图 5-1-5　病例 5 子宫输卵管超声造影

24 岁，G1P0，人工流产 1 次。左侧输卵管不通伴积水，右侧输卵管未显示（近端阻塞）

注：A—二维超声示左侧输卵管积水表现；B—超声造影示左侧输卵管管壁欠光整，粗细不均匀，走行盘曲，中远端膨大，伞端未见造影剂喷射进入盆腔；右侧输卵管未显示。双侧卵巢周围及盆腔未见造影剂强回声。C—三维重建下左侧输卵管积水表现。

病例 6

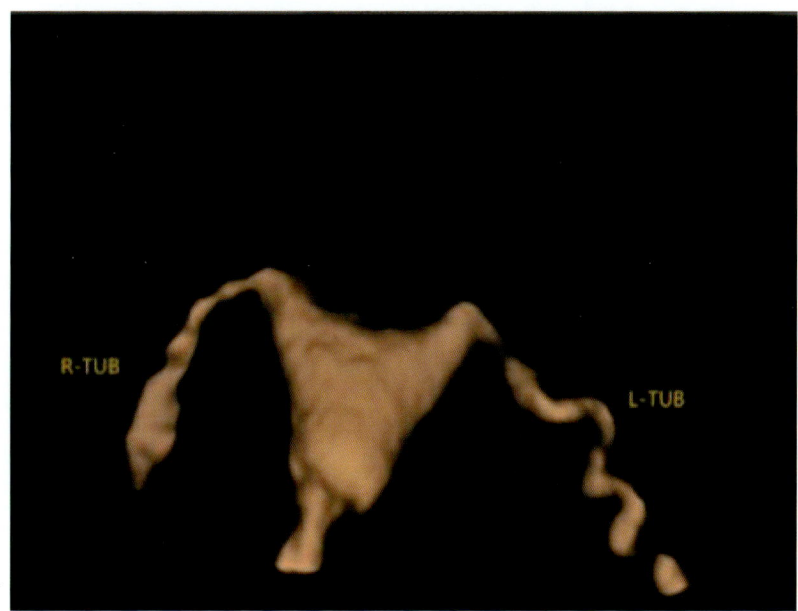

图 5-1-6 病例 6 子宫输卵管超声造影

26 岁，G0P0。双侧输卵管通畅（走行稍盘曲）

注：超声造影示：双侧输卵管管壁光整，粗细均匀，走行稍盘曲，形态柔顺，伞端见造影剂喷射进入盆腔。双侧卵巢周围造影剂呈强回声环状弥散。盆腔周围弥散均匀。

病例 7

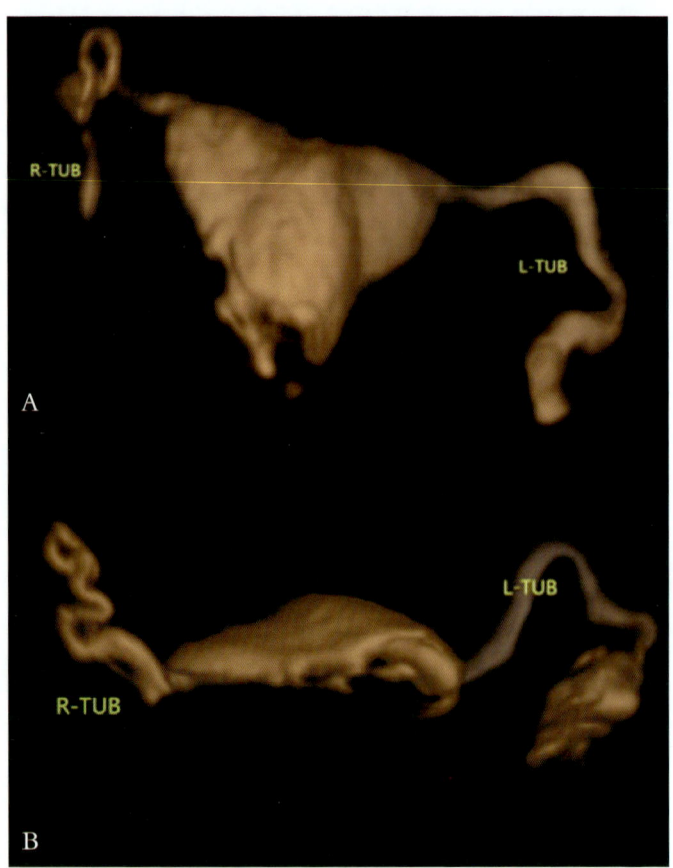

图 5-1-7　病例 7 子宫输卵管超声造影

21 岁，G0P0。右侧输卵管不通，左侧输卵管通畅

注：A、B—超声造影示右侧输卵管管壁尚光整，管径较纤细，走行迂曲，伞端未见造影剂喷射进入盆腔；左侧输卵管管壁尚光整，管径较纤细，走行稍弯曲，形态较柔顺，伞端见造影剂喷射进入盆腔。左侧卵巢周围造影剂呈强回声环状弥散；右侧卵巢周围未见造影剂弥散。盆腔周围弥散不均匀。

病例 8

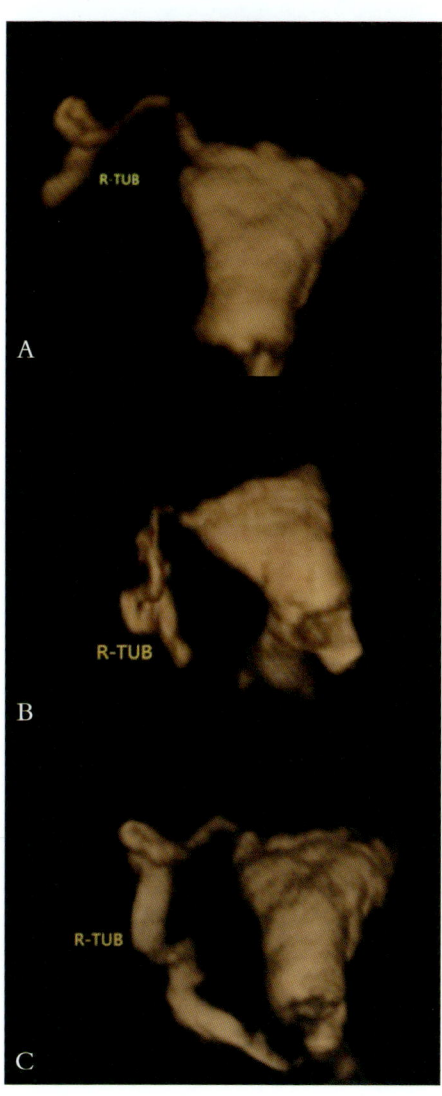

图 5-1-8 病例 8 子宫输卵管超声造影

31 岁，G0P0。右侧输卵管通而不畅，左侧输卵管因宫腔息肉遮挡未显影

注：A、B、C—超声造影示右侧输卵管管壁较光整，粗细不均匀，近段纤细，中段呈发夹样扭曲走行，形态欠柔顺，伞端见少量造影剂喷射进入盆腔；左侧输卵管因左侧宫腔内等回声结节遮挡造影剂，未确切显影。右侧卵巢周围造影剂呈强回声环状弥散；左侧卵巢周围未见造影剂弥散。盆腔周围弥散不均匀。

病例 9

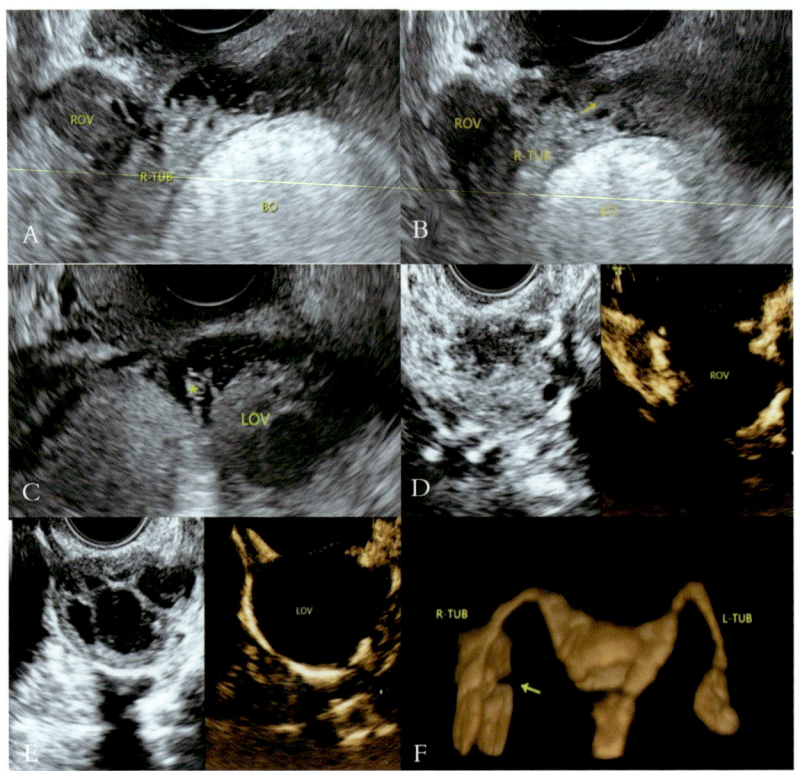

箭头：造影剂从右侧输卵管伞端喷射入盆腔；＊：左侧卵巢周围粘连带

图 5-1-9　病例 9 子宫输卵管超声造影

23 岁，G0P0，宫颈液基细胞学检查提示非典型鳞状细胞改变。双侧输卵管通畅，盆腔粘连带

注：A、B、C—二维超声示右侧输卵管与后方肠壁相对运动差，周围见粘连带。D、E—超声造影示双侧卵巢周围造影剂呈强回声半环状弥散。F—超声造影示双侧输卵管管壁光整，粗细不均匀，走行稍弯曲，形态较柔顺，伞端见造影剂喷射进入盆腔。盆腔周围弥散欠均匀。

病例 10

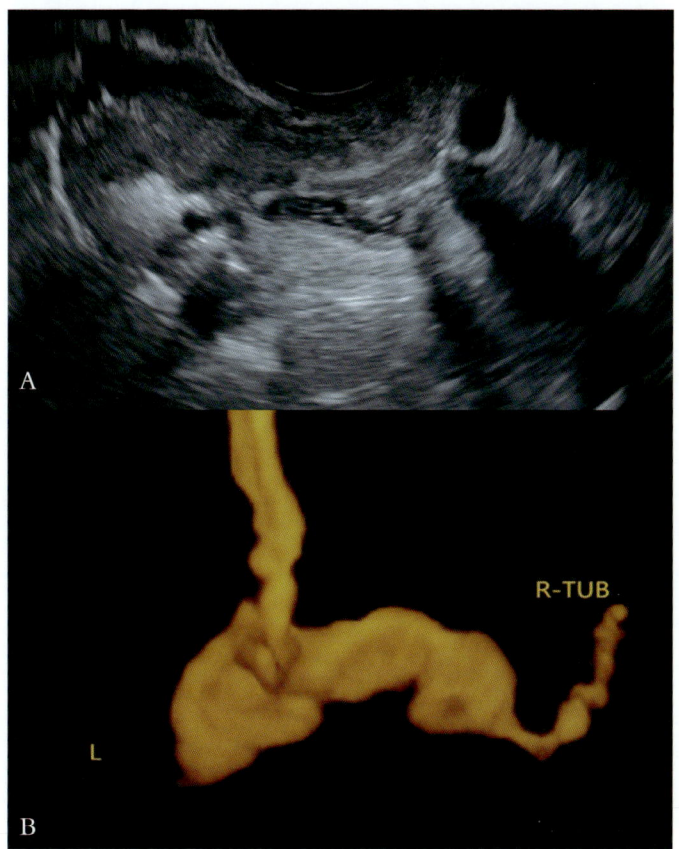

图 5-1-10 病例 10 子宫输卵管超声造影

30 岁，G0P0，既往肺结核病史。右侧输卵管不通，宫腔内膜结核

注：A—造影后二维模式下宫腔内膜广泛粘连，内膜与肌层分界欠清，造影剂通过缓慢。B—超声造影示右侧输卵管管壁不光整，粗细不均，呈"串珠样"改变，走行僵直，造影剂通过缓慢。盆腔见少量造影剂弥散。宫、腹腔镜示输卵管结核、宫腔内膜结核（宫腔大量粘连带）。

病例 11

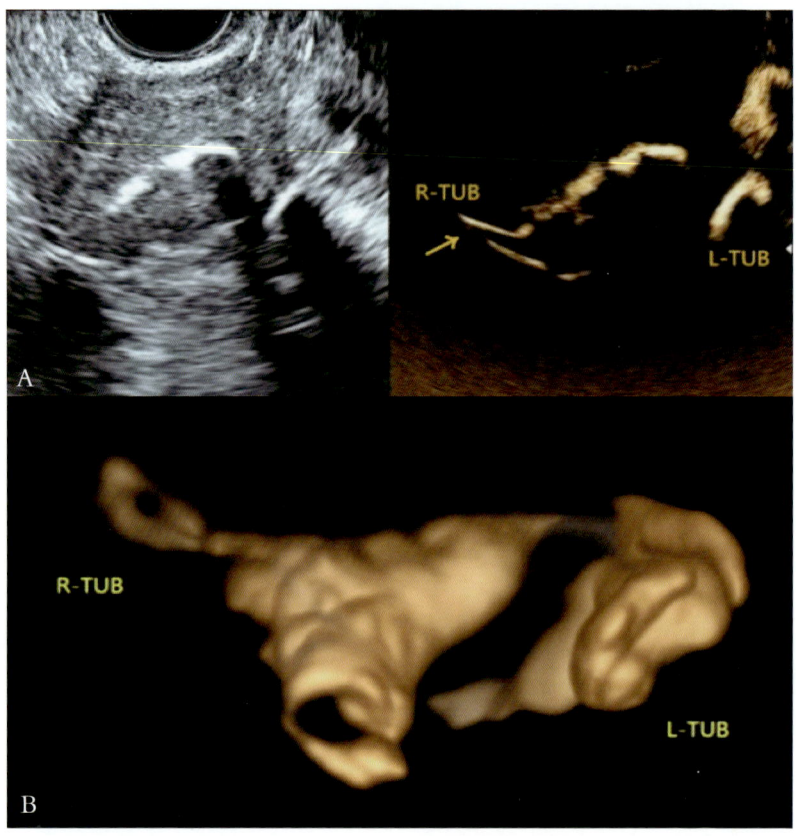

图 5-1-11　病例 11 子宫输卵管超声造影

25 岁，G0P0，腹腔镜下双侧卵巢内膜异位囊肿术后。双侧输卵管不通

注：A、B—超声造影示右侧输卵管管壁不光整，管径较纤细，近端呈锐角、走行扭曲（箭头），远端未显示；左侧输卵管管壁光整，粗细不均匀，远端明显膨大呈囊袋状，走行盘曲，形态较僵硬，伞端未见造影剂喷射进入盆腔。双侧卵巢及盆腔周围未见造影剂弥散。

病例 12

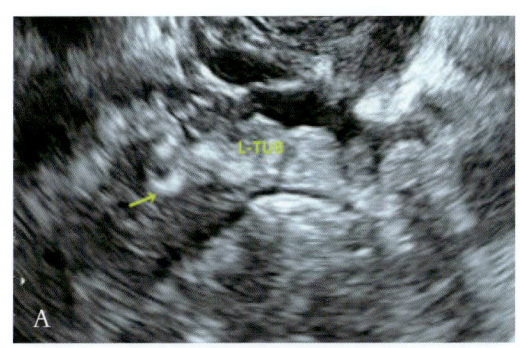

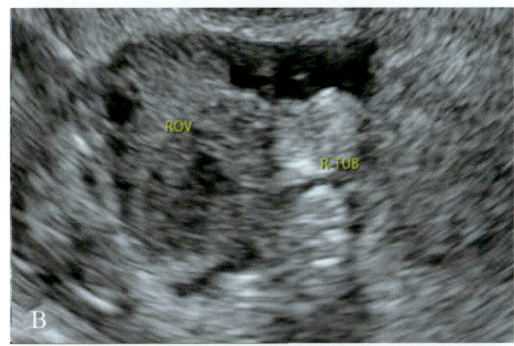

图 5-1-12　病例 12 子宫输卵管超声造影

27 岁，G0P0。 双侧输卵管通而不畅（远端管腔膨大、管壁增厚）

注：A、B—二维超声示双侧输卵管远端膨大、管壁增厚（箭头示：造影剂呈细束状通过左侧膨大的输卵管）。C—超声造影示双侧输卵管管壁欠光整，粗细不均匀，远端走行盘曲、膨大，伞端见少量造影剂缓慢溢出至盆腔。双侧卵巢周围见造影剂呈强回声半环状弥散。盆腔周围弥散欠均匀。

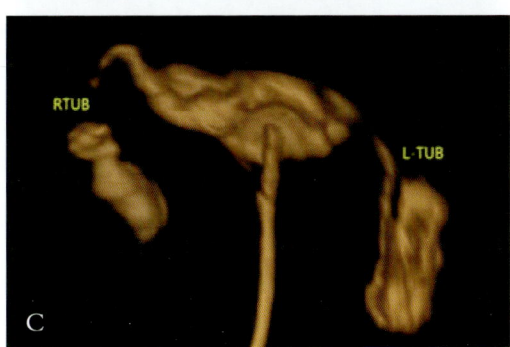

病例 13

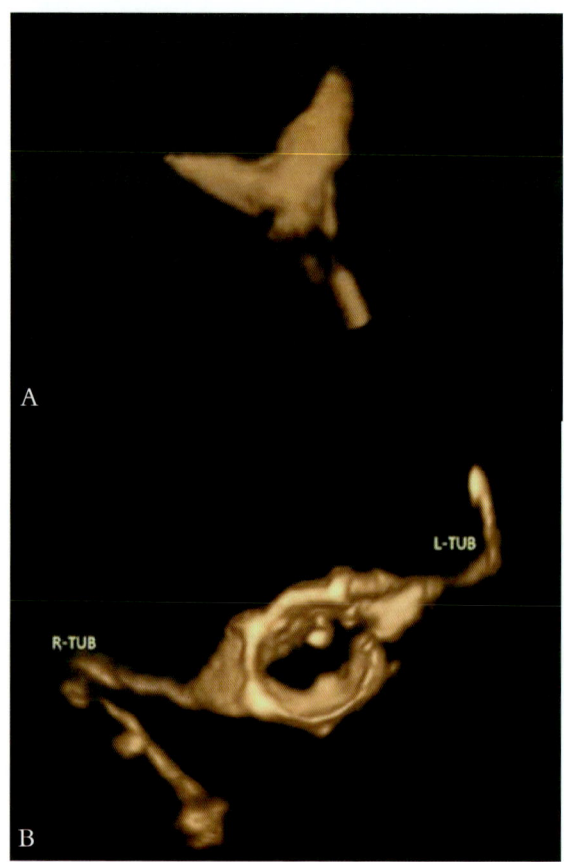

图 5-1-13　病例 13 子宫输卵管超声造影

28 岁，G0P0。双侧输卵管不通的假阳性

注：A—首次推注造影剂后双侧输卵管未显影。B—等待 10 分钟后第二次推注，双侧输卵管显影。考虑为首次推注时双侧输卵管近端痉挛造成未显影的假象（假阳性）。

病例 14

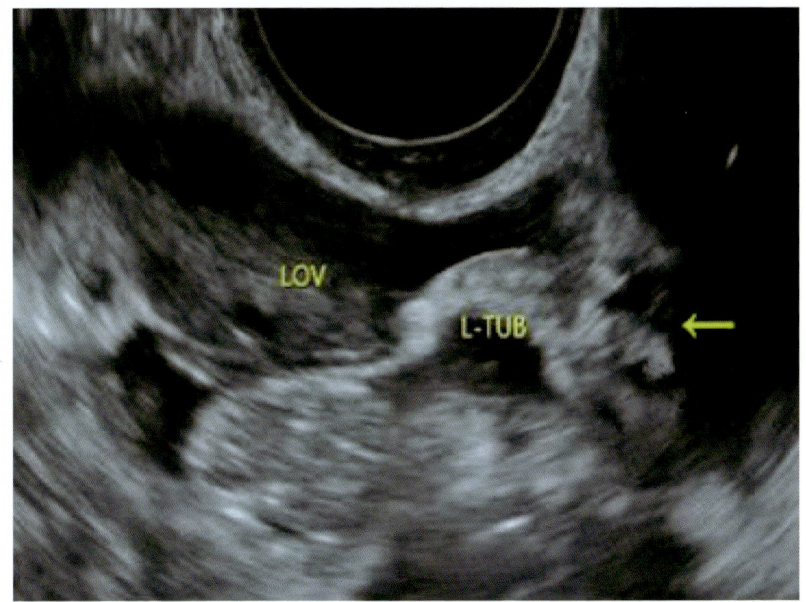

箭头：输卵管伞端

图 5-1-14　病例 14 子宫输卵管超声造影

28 岁，G1P0，人工流产 1 次。二维超声示左侧输卵管伞端背向左侧卵巢。输卵管伞端与同侧卵巢对合不良，伞端周围见粘连带

注：输卵管伞端呈游离状，可通过扫摆运动进行拾卵，与卵巢对合不良的"距离"不是问题，但当周围有粘连带"束缚"时，会影响其拾卵功能。

病例 15

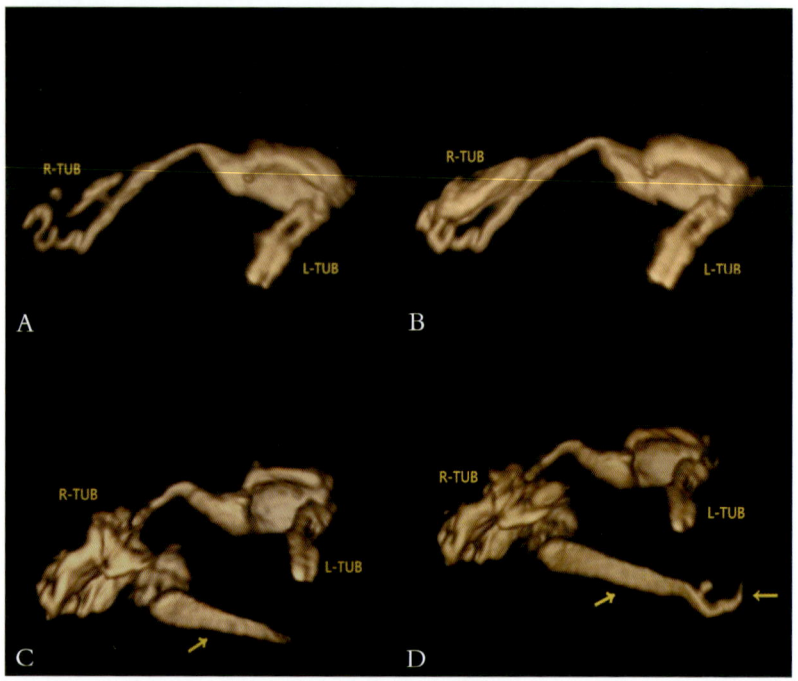

箭头：造影剂弥散过程

图 5-1-15　病例 15 子宫输卵管超声造影

25 岁，G0P0。右侧输卵管通畅，左侧输卵管不通

注：A~D—实时三维超声造影示造影剂从右侧输卵管伞端喷射出后，迅速弥散至对侧包绕左侧卵巢，造成左侧输卵管通畅的假象（假阴性）。

病例 16

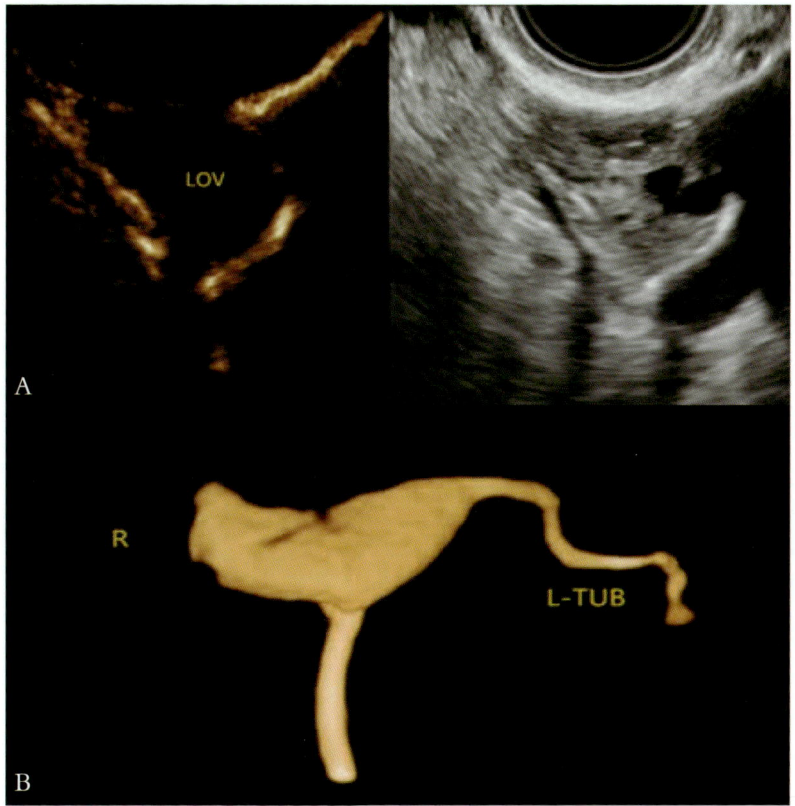

图 5-1-16 病例 16 子宫输卵管超声造影

25 岁，G2P0，人工流产 1 次，右侧输卵管切除术后。右侧输卵管不通，左侧输卵管通畅

注：A—超声造影示左侧卵巢周围造影剂呈强回声环状弥散。B—超声造影示右侧输卵管未显示；左侧输卵管管壁光整，粗细均匀，走行稍弯曲，形态柔顺，伞端见造影剂喷射进入盆腔。右侧卵巢周围未见造影剂弥散。盆腔周围弥散不均匀。

病例 17

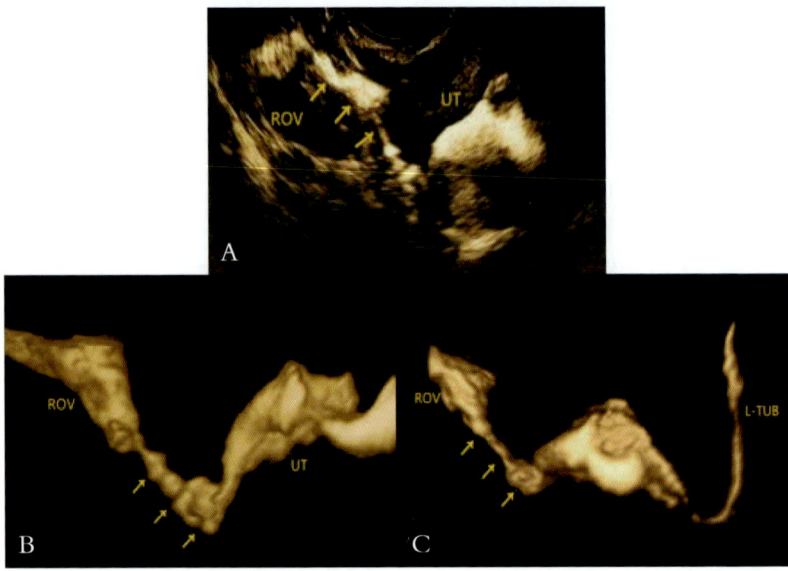

图 5-1-17　病例 17 子宫输卵管超声造影

30 岁, G3P1, 人工流产 1 次, 右侧输卵管切除术后, 但外院碘油 X 线输卵管造影示双侧输卵管通畅, 至我科行输卵管超声造影, 右侧输卵管间质部显示, 局部见造影剂溢出至盆腔, 输卵管中远段未显示; 左侧输卵管通畅

注: A、B、C—超声造影示右侧输卵管间质部显示, 推注造影剂后局部稍膨大, 输卵管中远段未显示, 造影剂从间质部溢出至盆腔, 弥散至邻近的肠间隙 (箭头示); 左侧输卵管管壁光整, 粗细均匀, 走行稍弯曲, 形态柔顺, 伞端见造影剂喷射进入盆腔。双侧卵巢周围造影剂呈强回声环状弥散。盆腔周围弥散均匀。

本例体会: 输卵管造影需紧密结合患者病史, 输卵管切除术后, 可能因残端少量造影剂溢出, 而造成输卵管通畅的假象。注意鉴别弥散至肠间隙的条形的造影剂与管状的输卵管, 可以从多个切面观察加以鉴别。

病例 18

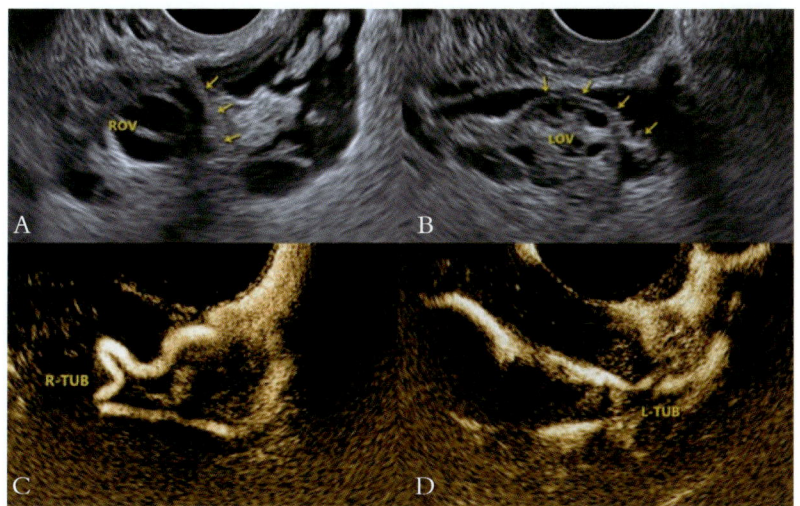

图 5-1-18　病例 18 子宫输卵管超声造影

　　34 岁，G2P1，剖宫产 1 次，人工流产 1 次。双侧输卵管通畅，盆腔包裹性积液及粘连带

注：A、B—二维超声示双侧卵巢周围粘连带（箭头）。C、D—二维超声造影示右侧输卵管管壁光整，粗细欠均匀，中段走行稍盘曲，形态欠柔顺，伞端见造影剂喷射进入盆腔；左侧输卵管管壁光整，粗细欠均匀，走行稍弯曲，形态欠柔顺，伞端见造影剂喷射进入盆腔。双侧卵巢周围造影剂呈强回声环状弥散。盆腔周围弥散均匀。盆腔见数个囊状回声，另可见水草样带状回声漂浮，双侧卵巢周围及宫底周围均见水草样漂浮物。

参考文献

［1］宗海燕.腹腔镜治疗输卵管阻塞伴盆腔粘连性不孕症的临床疗效［J］.中国妇幼保健，2014，29（20）：3303-3304.

（肖莉　李璐　刘婷　温艳婷）

第六章

子宫相关疾病三维超声图

第一节　正常子宫声像图

胚胎时期双侧副中肾管发育良好并融合完全，宫底部多向外隆突，轮廓未见明显凹陷，或向内凹陷，但凹陷程度 < 10 mm，内膜平直或者向外隆突。三维宫腔声像图及三维子宫输卵管超声造影可见形态正常的子宫及宫腔，双侧输卵管走行情况（图6-1-1）。

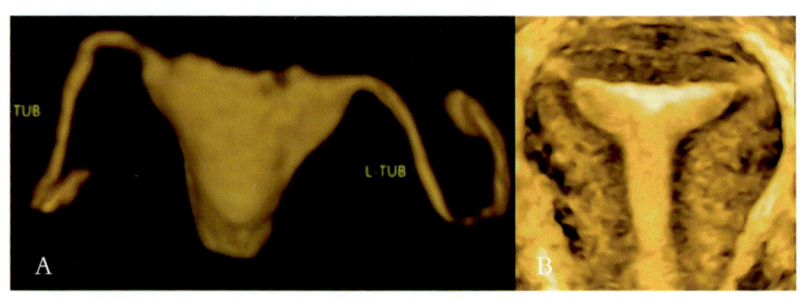

图6-1-1　正常子宫

注：A—三维子宫输卵管超声造影图；B—三维宫腔声像图。

第二节 先天性子宫畸形声像图

先天性子宫畸形是胚胎时期子宫发育的异常。其中由于双侧副中肾管均发育不良所导致的畸形，包括先天性无子宫、始基子宫和幼稚子宫。一侧副中肾管停止发育，对侧完全发育，形成单角子宫。双侧副中肾管完全发育后，如果部分融合，发育成两个完全的角状宫体，则形成双角子宫。如果完全没有融合，分别发育成分离的两个子宫体、宫颈及阴道，则形成双子宫。双侧副中肾管完全发育并融合后，根据纵隔是否达到宫颈内口及中隔退化的不同程度，可分为完全纵隔子宫、不完全纵隔子宫和弓形子宫。

一、单角子宫

单角子宫在一侧可见发育较好的角状宫体，有发育较好的宫腔、三维宫腔声像图可见其单侧宫腔呈梭形，宫腔体积稍小，同时宫底横径小，内膜向同侧宫角稍弯曲，同侧可探及卵巢、输卵管，以及韧带。根据停止发育的一侧副中肾管发育的不同程度，单角子宫分为四型：①残角有宫腔及功能性内膜，宫腔与单角子宫相通；②残角有宫腔及功能性内膜，宫腔与单角子宫不相通（图6-2-1）；③残角无宫腔及功能性内膜，与单角子宫以纤维带连接；④无残角子宫（图6-2-2）。三维宫腔声像图利于观察单角子宫轮廓、宫腔形态、残角子宫与单角子宫的空间位置关系，但需要与二维超声结合观察避免漏诊。三维子宫输卵管超声造影可以对单角子宫的形态、大小、发育情况以及同侧输卵管情况同时给予评估。

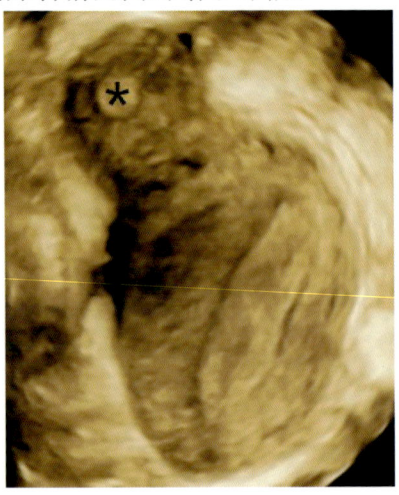

*：为残角子宫内膜

图 6-2-1　单角子宫合并残角子宫三维声像图

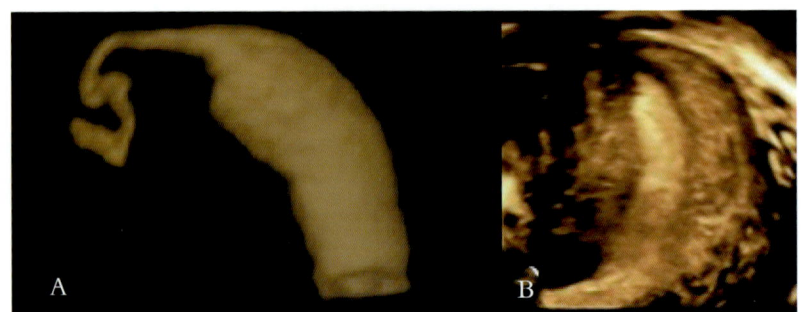

图 6-2-2　单角子宫不合并残角子宫

注：A—三维子宫输卵管超声造影图；B—三维宫腔声像图。

二、双角子宫

双角子宫的子宫外形轮廓呈"Y"字形，双侧可见发育较好的角状宫体，宫底横径增宽并内陷，宫底凹陷程度大于宫壁厚度的 50%，双侧宫体均有发育较好的宫腔，均有独立的内膜，下缘于子宫中下段至宫颈内口以上位置处汇合。三维宫腔声像图对于观察子宫底增宽及外缘的凹陷情况、宫腔形态、内膜下缘汇合情况较为直观、清楚（图 6-2-3）。三维子宫输卵管超声造影可以对双角子宫的宫腔形态、大小、双侧输卵管情况同时给予评估。

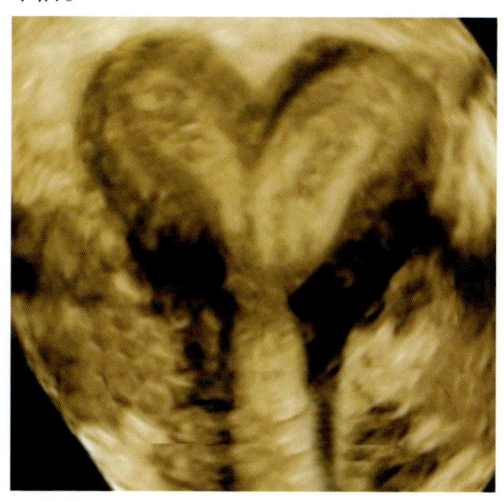

图 6-2-3　双角子宫三维声像图

三、双子宫

双子宫在盆腔内可见左右 2 个分离的、完整的子宫体，均有独立的、完整的内膜，各自有相应的子宫颈，有两个或一个阴道，双侧卵巢可正常发育。三维宫腔声像图结合二维子宫声像图可以给予更加完整、全面的诊断（图 6-2-4）。三维子宫输卵管超声造影可以对左右两侧的子宫形态、大小、宫腔及双侧输卵管情况分别给予评估。

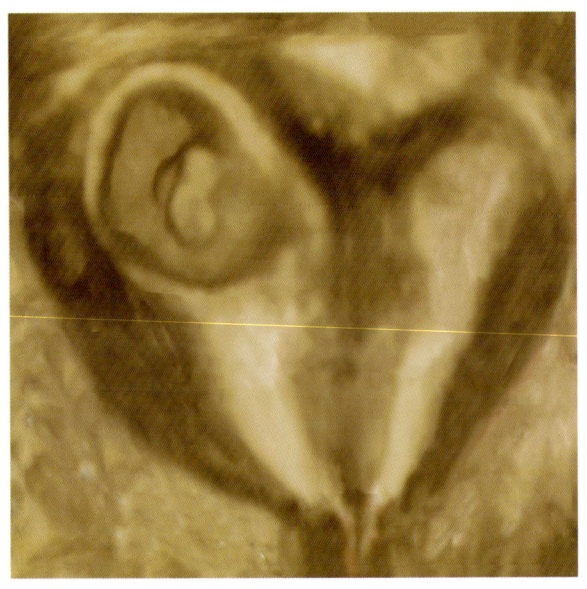

图 6-2-4　双子宫（合并右侧子宫宫内早孕）三维声像图

四、纵隔子宫

子宫外部轮廓基本正常、向外突出或轻微向内凹陷，宫底可见横径增宽，浆膜面凹陷小于宫壁厚度的 50% 且内膜凹陷大于宫壁厚度的 50%。完全纵隔子宫内膜可见呈 "V" 字形，其分隔达到宫颈内口水平将宫腔完全分成左右两个（图 6-2-5）；不完全纵隔子宫内膜可见呈 "Y" 字形，分隔未达到宫颈内口，分隔顶点向下凹陷角度 < 90°（图 6-2-6）。二维超声能实时多角度地进行观察，三维超声需要结合二维超声声像图才能全面的对子宫畸形合并其他复杂情况进行准确的诊断。三维子宫输卵管超声造影可以对宫腔形态、大小、双侧输卵管情况给

予评估。

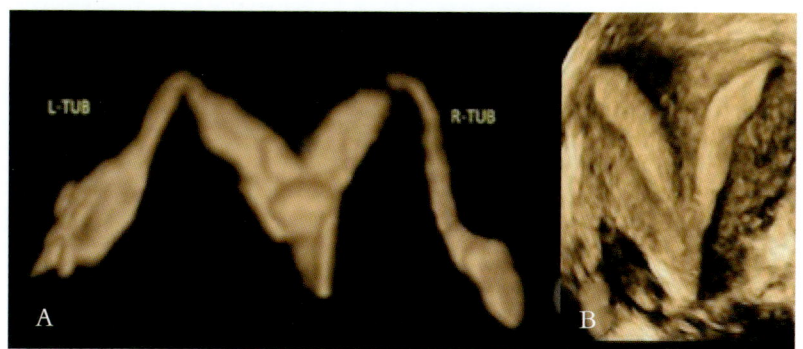

图 6-2-5　完全纵隔子宫

注：A—三维子宫输卵管超声造影图；B—三维宫腔声像图。

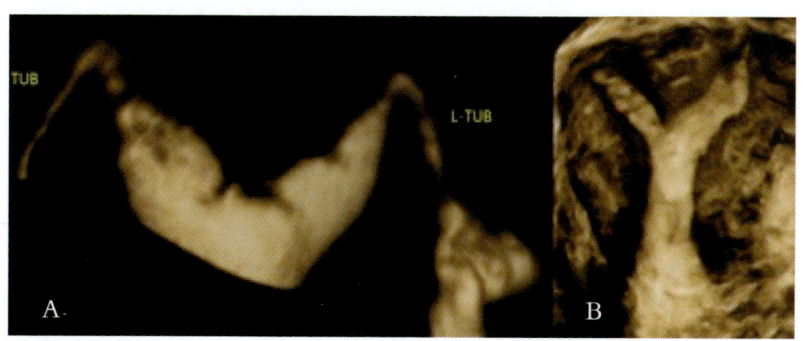

图 6-2-6　不完全纵隔子宫

注：A—三维子宫输卵管超声造影图；B—三维宫腔声像图。

纵隔子宫是较为常见的一类子宫畸形，如果合并宫角妊娠的情况，由于宫角部外周肌层组织菲薄，且位于输卵管与子宫卵巢血管吻合处，随着妊娠的进展，可能会造成宫角破裂、大出血甚至危及生命（图6-2-7）。因此需要作出早期精准的诊断，为临床治疗方案选择提供有力依据。

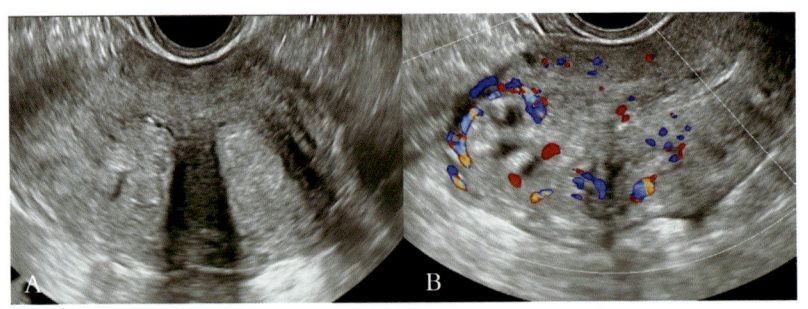

图 6-2-7　不完全纵隔子宫合并右侧宫角妊娠稽留流产

注：A—经阴道超声子宫横切面；B—彩色血流图。

五、弓形子宫

弓形子宫的子宫外部轮廓同正常子宫，内膜轻微向内凹陷呈现弧形，分隔顶点向下凹陷角度＞90°且内膜凹陷程度＜10 mm（图 6-2-8）。利用三维宫腔声像图更易鉴别弓形子宫与纵隔子宫。三维子宫输卵管超声造影可以对宫腔情况、双侧输卵管情况给予评估。

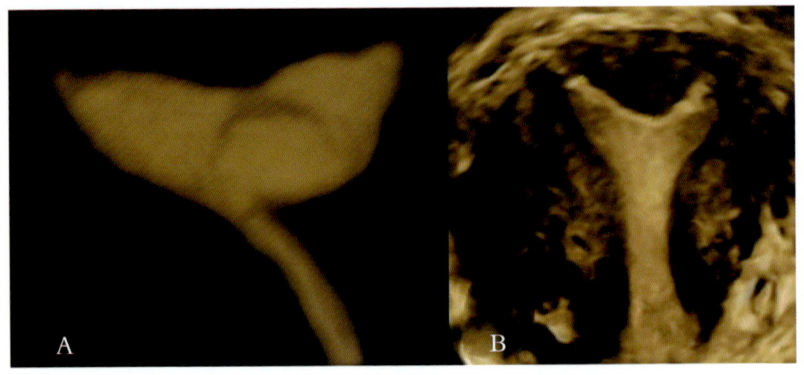

图 6-2-8　弓形子宫

注：A—三维子宫输卵管超声造影图；B—三维宫腔声像图。

参考文献

［1］Hua M, Odibo AO, Longman RE, et al. Congenital uterineanomalies and adverse pregnancy outcome［J］. Am J Obstet Gynecol, 2011, 205（6）: 558.

［2］周永昌，郭万学.超声医学［M］.6版.北京：人民军医出版社，2011：1125.

［3］中华医学会妇产科学分会.中华妇产科杂志［J］. 2015，50（9）：648-651.

［4］La Monica R, Pinto J, Luciano D, et al. Incidence of septate uterus in reproductive-aged women with and without endometriosis［J］. J Minim Invasive Gynecol, 2016, 23（4）: 610-613.

（勒都晓兰　向贵双　付晓娟　温艳婷）

第七章

子宫输卵管超声造影报告书写

子宫输卵管超声造影预约单

患者_____已被约至____年____月____日____时行子宫输卵管超声造影检查，请提前 15 分钟到超声科留观室签到。

造影前需注意以下事项：

1. 超声造影需在月经干净后 3~7 天进行。

2. 超声造影前 2 小时请排尽大便，以免肠道内气体影响检查图像质量，检查前排尽小便，以免影响子宫位置。

3. 行超声造影术前 3 日至术后半个月内禁止盆浴及性生活。

4. 检查后会有少量出血，属正常现象，请自带卫生巾。

5. 造影前会肌注阿托品缓解痉挛，有口干现象，术后请多喝水，并在造影后留观半小时，未感异常方可离开。

6. 如有甲亢、心脏疾病或其他对"阿托品"及"间苯三酚"过敏或过敏体质者，请提前告诉检查医生或护士。

7. 检查当日需有一名家属陪同。

×××× 人民医院超声医学科

子宫输卵管超声造影检查知情同意书

病人姓名：＿＿＿＿＿＿ 性别：＿＿＿＿＿＿ 年龄：＿＿＿＿＿＿岁

科室：＿＿＿＿＿＿＿＿＿＿　　　住　院　号：＿＿＿＿＿＿＿＿＿＿

地址：＿＿＿＿＿＿＿＿＿＿　　　电　　　话：＿＿＿＿＿＿＿＿＿＿

主诉：＿＿＿＿＿＿＿＿＿＿　　　临床诊断：＿＿＿＿＿＿＿＿＿＿

　　对比增强超声检查目的是提高疾病诊断及鉴别诊断能力、帮助判断治疗效果。方法是经子宫腔内注射超声造影剂后进行超声检查。该检查基本是无创的、安全的，但是腔内注射过程中或术后短时间内可能会出现以下不适：

　　1. 患者插管后可能会因子宫痉挛而引起不同程度的疼痛，术前肌注阿托品会减轻疼痛症状。

　　2. 部分患者会出现头痛、恶心、呕吐、手脚麻木等症状，请与医生及时沟通。

　　3. 检查后会有少量出血，时间不超过一周，属正常现象，若长时间大量出血请及时与医生联系。

　　4. 检查后会酌情给予抗生素预防感染，回家后勤换卫生护垫。

　　5. 极少数患者会出现造影剂过敏反应，国内发生率仅为

0.031%。

6. 有药物过敏史或过敏体质者请提前与医生沟通。

7. 造影剂通过呼吸排出，有严重的肺部疾病者请提前与医生沟通。

8. 检查过程中可能会因为子宫及输卵管痉挛造成不通的结果，必要时复查以明确诊断。

9. 其他：

现谈话医师已与下述有关人员详细谈及施行该项检查的指征和上述可能发生的情况。

下列签名者表示已完全理解谈话的内容，同意接受对比增强超声检查，并愿意承担可能的风险。

患者本人：＿＿＿＿＿＿　　患者家属：＿＿＿＿＿＿

谈话医生：＿＿＿＿＿＿　　谈话日期：＿＿＿年＿＿＿月＿＿＿日

****人民医院

病人 ID：　　　　　　　检查号：

住院号：

姓名：　　　性别：　　　年龄：　　　床号：

机型：

申请科室：

检查项目：经阴道子宫输卵管超声造影

图像

检查所见：

造影前检查：

前位子宫，大小形态正常，包膜光滑完整，肌壁回声均匀，内膜线居中清晰，厚约___mm，宫颈未见明显异常回声，子宫与盆腔组织间移动度好，双侧卵巢移动度好。

双侧卵巢大小形态正常，右侧卵巢位于前 / 中 / 后、上 / 中 / 下、宫旁 / 外侧，左侧卵巢位于前 / 中 / 后、上 / 中 / 下、宫旁 / 外侧。

造影操作步骤：

1. 患者取截石位，经阴道宫内置双腔输卵管通液管。

2. 推注生理盐水 5 ml，无反流。

3. 推注造影剂 20 ml，无阻力，推注后患者无疼痛，无反流

造影图像表现：

宫腔形态正常。

双侧输卵管连续，粗细均匀，走行稍弯曲，形态柔顺，伞端见大量造影剂喷射进入盆腔。

子宫肌层内斑片状造影剂逆流。

双侧卵巢周围造影剂呈强回声环状弥散。

盆腔周围弥散均匀。

造影后注意事项：

两周内不能同房、盆浴、游泳。

一周内少量出血或少量血性分泌物为正常现象。

在专科医师指导下口服 3 天抗生素。

超声造影提示：

1. 子宫及双侧附件未见明显异常。

2. 双侧输卵管通畅。

3. 子宫肌层逆流明显。

检查医师：　　　录入员：　　　检查时间：　　年　月　日

**** 人民医院

病人 ID：　　　　　　检查号：

住院号：

姓名：　　　性别：　　　年龄：　　　床号：

机型：

申请科室：

检查项目：经阴道子宫输卵管超声造影

图像

检查所见：

造影前检查：

前位子宫，大小形态正常，包膜光滑完整，肌壁回声均匀，内膜线居中，厚约＿＿mm，宫颈未见明显异常回声，子宫与盆腔组织间移动度差，双侧卵巢移动度差。

双侧卵巢大小形态正常，右侧卵巢位于前/中/后、上/中/下、宫旁/外侧，左侧卵巢位于前/中/后、上/中/下、

宫旁 / 外侧。

造影操作步骤：

1. 患者取截石位，经阴道宫内置双腔输卵管通液管。

2. 推注生理盐水 2 ml，反流 2 ml。

3. 首次推注造影剂 4 ml，阻力大，推注后患者感中度疼痛，反流约 2 ml，加压不可推进。15 分钟后再次推注造影剂，阻力大，加压仍不可推进。

造影图像表现：

双侧输卵管未显示。

双侧卵巢周围未见造影剂弥散。

盆腔周围未见造影剂弥散。

造影后注意事项：

两周内不能同房、盆浴、游泳。

一周内少量出血或少量血性分泌物为正常现象。

在专科医师指导下口服 3 天抗生素。

超声造影提示：

双侧输卵管不通（近端阻塞）

检查医师：　　录入员：　　检查时间：　　年　月　日

**** 人民医院

病人 ID：　　　　　　检查号：

住院号：

姓名：　　　性别：　　　年龄：　　　床号：

机型：

申请科室：

检查项目：经阴道子宫输卵管超声造影

图像

检查所见：

造影前检查：

前位子宫，大小形态正常，包膜光滑完整，肌壁回声均匀，内膜线居中清晰，厚约____mm，宫颈未见明显异常回声，子宫与盆腔组织间移动度好，双侧卵巢移动度好。

双侧卵巢大小形态正常，右侧卵巢位于前/中/后、上/中/下、宫旁/外侧，左侧卵巢位于前/中/后、上/中/下、宫旁/外侧。

造影操作步骤：

1.患者取截石位，经阴道宫内置双腔输卵管通液管。

2.推注生理盐水 5 ml，反流约 2 ml。

3. 间隔 15 分钟，反复多次推注造影剂 10 ml，阻力大，推注缓慢，每次反流约 3 ml，推注后患者感中—重度疼痛。

造影图像表现：

宫腔形态正常，宫腔内见一条带状高回声连于前后壁。

右侧输卵管显示，近端正常，中远端膨大、走行盘曲，伞端见少量造影剂溢入盆腔。

左侧输卵管显示，管径粗细不均匀，近端纤细，中远端增粗、反折、走行扭曲，伞端见少量造影剂溢入盆腔。

右侧卵巢周围造影剂呈强回声环状弥散。

左侧卵巢周围造影剂呈强回声半环状弥散。

盆腔周围弥散不均匀。

盆腔水造影：左侧卵巢周围见网状高回声包绕。

造影后注意事项：

两周内不能同房、盆浴、游泳。

一周内少量出血或少量血性分泌物为正常现象。

在专科医师指导下口服 3 天抗生素。

超声造影提示：

1. 双侧输卵管通而不畅（中远端）。

2. 宫腔粘连带。

3. 盆腔粘连带。

检查医师：　　　录入员：　　　检查时间：　　年　月　日

（佟晓茜　向贵双　王仲）